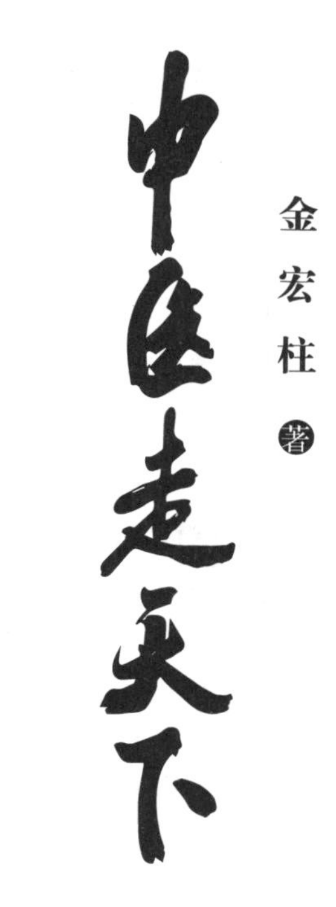

金宏柱 著

中国中医药出版社
·北京·

图书在版编目（CIP）数据

中医走天下 / 金宏柱著 .—北京：中国中医药出版社，2018.2
ISBN 978－7－5132－4386－5

Ⅰ .①中… Ⅱ .①金… Ⅲ .①中医学—通俗读物 Ⅳ .① R2-49

中国版本图书馆 CIP 数据核字（2017）第 189432 号

中国中医药出版社出版

北京市朝阳区北三环东路 28 号易亨大厦 16 层
邮政编码 100013
传真 010-64405750
廊坊市三友印务装订有限公司印刷
各地新华书店经销

开本 710×1000 1/16 印张 15.5 彩插 0.5 字数 171 千字
2018 年 2 月第 1 版 2018 年 2 月第 1 次印刷
书号 ISBN 978－7－5132－4386－5

定价 48.00 元
网址 www.cptcm.com

社 长 热 线 010-64405720
购 书 热 线 010-89535836
维 权 打 假 010-64405753

微信服务号 zgzyycbs
微商城网址 https://kdt.im/LIdUGr
官 方 微 博 http://e.weibo.com/cptcm
天猫旗舰店网址 https://zgzyycbs.tmall.com

如有印装质量问题请与本社出版部联系（010-64405510）

看中医魅力与文学唯美别具一格结合的抒情散文
听南京中医药大学金宏柱教授讲述海外行医故事

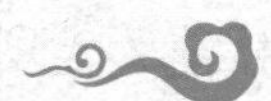

这是一本别具一格，深入浅出，说理清晰的中医医话、医案
你可从条分缕析的医理和内妇儿各科丰富的治法中得到启迪和借鉴

这是一本字里行间散发出独特魅力的医学散文
你可从情景交融的文字里体会到异国风情的美丽

这是一本记载了作者亲身经历的海外行医故事的书籍
你可从中感受到中医伟大的魅力，为你行走天下增添信心和智慧

金宏柱教授简介

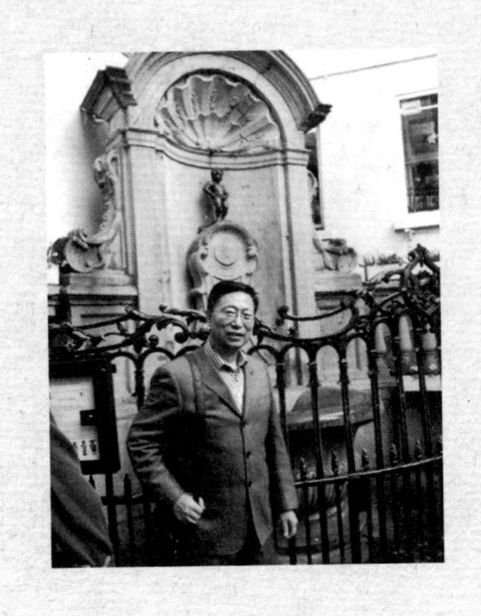

金宏柱，南京中医药大学教授，博士生导师。

著名医疗保健专家，曾任南京中医药大学第二临床医学院院长、针灸推拿学院院长、国家职业技能鉴定所所长、中国气功学会常务副理事长、江苏省中医康复学会理事长等职。

至今从事医疗、教学等工作近50年，专业领域内建树、著述颇丰。精通中医全科，术业专攻针灸推拿，能以中药内服外用，尤擅结合针灸推拿等多种方法诊治常见病痛和疑难杂症，疗效显著。并在保健防病、防治亚健康方面临床经验丰富，效果独到。2001年起受聘国家中医药管理局首批中医文化巡讲专家和江苏卫生厅巡讲专家等，至今已深入在党政机关、企事业单位、高等院校、居民社区等进行“治未病，保健康”类讲座数百余场次。由江苏卫视等新闻媒体所推出的“强身健体金处方”“寻找身体上的灵丹妙药”等养生节目，尤其受到了社会各界的热烈欢迎。

曾数十次受邀前往意大利、德国、葡萄牙、英国、爱尔兰、丹麦、挪威、日本等30余个国家和地区进行医疗、讲学，所到之处因其良好的工作和治疗效果，更受到了各国民众和媒介的如潮好评。

序言

《中医走天下》是一本跨“医”“文”两界，散文体的医话科普读物，十年前曾在我工作过的江苏文艺出版社出版。当时，作者金宏柱教授邀我作序，我先以“医”与我“隔行如隔山”为辞试图婉拒，但在拜读书稿的过程中，被作者那质朴情感、斐然文采描述的悬壶济世、除疾解厄的话题，还有那通俗易懂的医话故事深深地吸引和打动，遂斗胆作一短文，权充“序言”冠于集首。

白云苍狗，一晃十年，《中医走天下》在读者中不胫而走，供不应求。中国中医药出版社审时度势，决定再版，这使我想起“酒香不怕巷子深”的那句古话，也印证了“好书是有生命力”的这一真言。承作者不弃，仍请我为之再版本序，我颇踌躇，实话实说，先前为“序”，即是勉为其难，刻下，该书将面对中医学界发行，而业界对此书好评叠起，自忖哪还敢置喙？若仍由我作序，那可是货真价实的“班门弄斧”了，稍不慎岂不贻笑大方？但金教授盛情实在难却，转念又想，我弃医学识见之短，另辟捷径，从文学角度来评判一番，或还能应“剑出偏锋”的其长一说。恭敬不如从命，遂斗胆应承下来，欣然决定再为金教授贺而命笔。

犹如好茶，需要细品，更如好酒，需要慢酌。再次捧读《中医走天下》后，仍为这本好书而激动。思忖良久，决定坚持初衷，还守当年序言，略作修改，润饰如下：

《中医走天下》作者以亲身的经历把在国外行医时所闻、所见的人和事融入异国他乡的风土人情，向我们娓娓道来，使人有种身临其境之感。再看作者描述的每一例治病过程和对医理如抽丝剥茧般精辟入里的判断分析，不由得为祖国传统医学的博大精深所折服，并由此而感到骄傲和自豪。掩卷时，毫不夸张地说，这是一部贴近现实，贴近生活，贴近读者，品位高、趣味浓，医文并茂的中医科普读物。现当代文学史上，先医后文者大有人在。不同的是，金教授在坚持行医济世的同时，握笔行文，写的又是"杏林医话"。于文他是"票友"，是"业余"，但书稿却"文学"得"专业"。本书是地道的散文，立意清明，书人叙事，情文并茂。我原也知道习中医和中文多有相得益彰者，及读此，不禁由衷赞叹此说不谬。

金宏柱教授业中医可说是入道久远，近五十年的医教生涯和目前的专业学术界地位，足以说明他中医专业底蕴的深厚。而我们从书稿中看到的一个个生动的病例描述和深入浅出的说理分析，以及他那信手拈来，涉及中医诸多治疗方法的典故，不禁令人叹服他中医学识的渊博，正是"腹有诗书气自华"也。

关于散文，余光中先生解释说："写此类文章需要丰富的见闻，甚至带点专业知识，不是初摇文笔略解抒情的生手所能掌握的。足智博闻的老手，谈论一件事情，一样东西，常会联想到古人或时人的隽言妙语，行家的行话，或是自己的亲身体验，真正是左右逢源……"《中医走天下》堪可匹配，全书篇什构思巧妙，内容裁剪精当，行文起、承、转、合自然，首尾呼应贴切，且通篇如行云流水一气呵成而余韵不绝。金教授行医是“行家”，作文亦是“里手”。

过往，《中医走天下》曾以连载的形式在宝岛台湾《明道文艺》上刊出，一时虽非洛阳纸贵，但获誉甚隆；而即在集结出书后，又见受到社会各界热捧，甚而有热衷深切之“文青”者，点赞称道说：“纵横四海，大侠凭借的是刀光剑影；行走天下，儒医倚仗的是祖国医学；有道是，他不在江湖，但江湖上却有他的传说……”更闻说有因文中有关中医的种种神奇之处，不仅招致了国内莘莘学子及社会大众侧目看重“中医”，更还吸引宝岛台湾许多中医爱好者，纷纷负笈大陆“中医学府”求知研习，由此可窥“文以载道”在现实生活中产生效应之一斑。

文学根植于生活，国学泰斗季羡林先生谈写作时强调“文得学养”，作者要有深厚的学识，写出的文章才有深度。《中医走天下》，既融合了中医学术知识，又运用了文学创作的手法，文章就更上一层楼了。金教授记人栩栩如生，叙事生动有趣，写景情景交融，谈理丝丝入扣。这样文情并茂的佳构，怎能不受到大众的喜爱和欢迎？

我们期待着这本好书再次重现“江湖”的付梓面世，同时也吁请金宏柱教授抖擞精神，不负我等大众引颈翘盼，希冀尽快喜读到它的续篇。

是为再序，一笑哂之。

张昌华

2017年4月16日

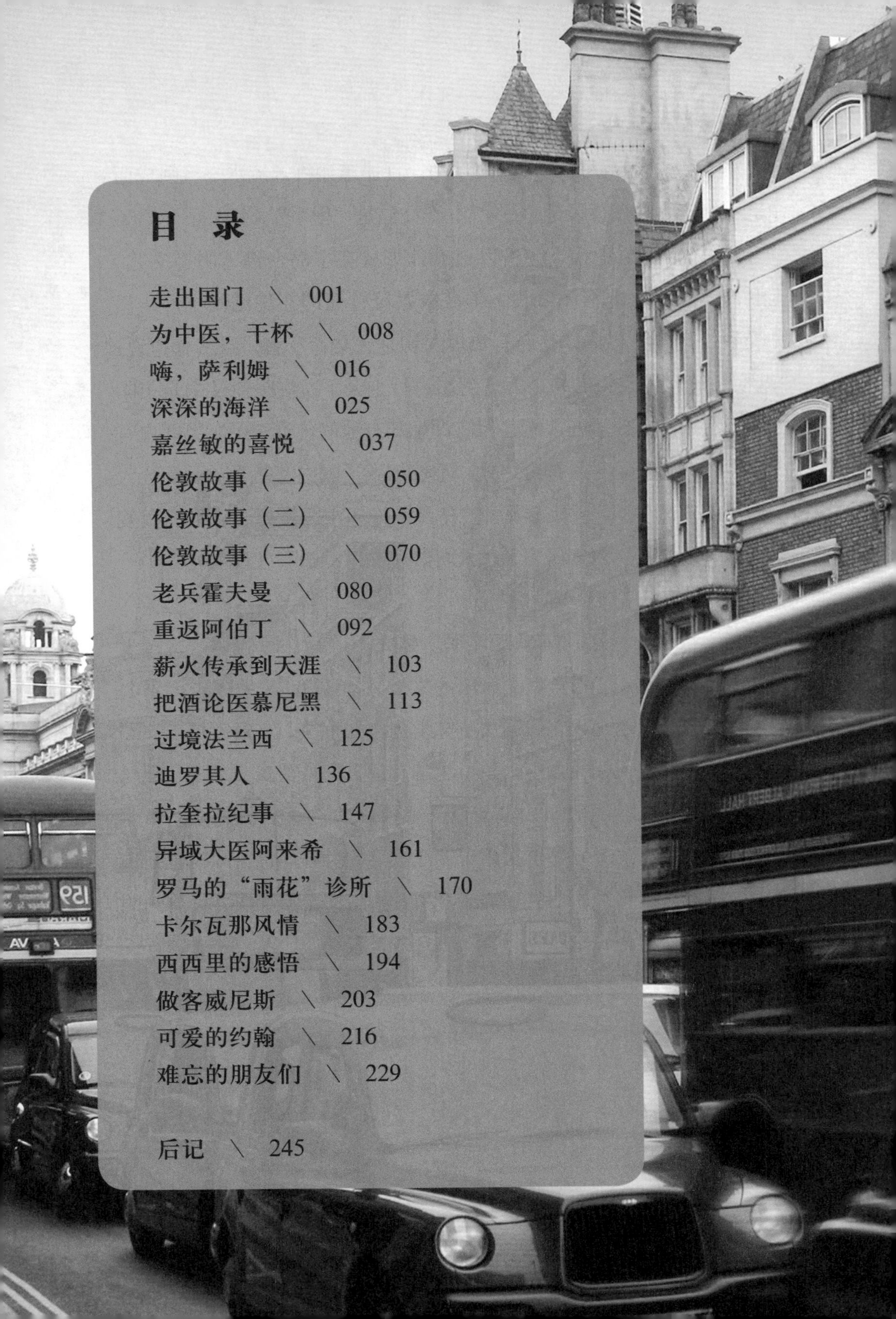

目 录

走出国门 \ 001

为中医，干杯 \ 008

嗨，萨利姆 \ 016

深深的海洋 \ 025

嘉丝敏的喜悦 \ 037

伦敦故事（一） \ 050

伦敦故事（二） \ 059

伦敦故事（三） \ 070

老兵霍夫曼 \ 080

重返阿伯丁 \ 092

薪火传承到天涯 \ 103

把酒论医慕尼黑 \ 113

过境法兰西 \ 125

迪罗其人 \ 136

拉奎拉纪事 \ 147

异域大医阿来希 \ 161

罗马的“雨花”诊所 \ 170

卡尔瓦那风情 \ 183

西西里的感悟 \ 194

做客威尼斯 \ 203

可爱的约翰 \ 216

难忘的朋友们 \ 229

后记 \ 245

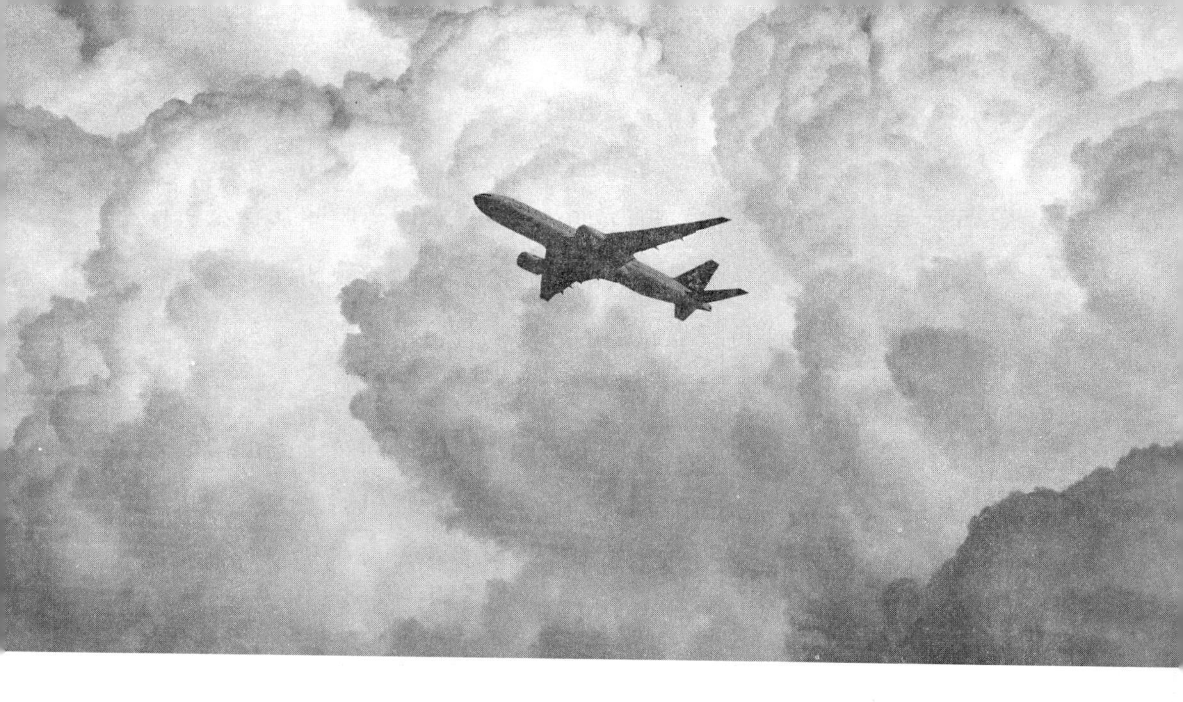

走出国门

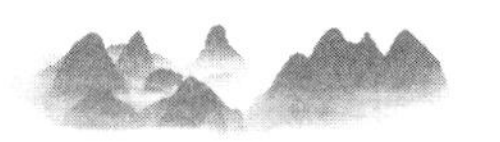

金陵饭店的见面，彻底折服了这个阿拉伯籍、医学博士毕业后又到爱尔兰发展事业的萨利姆。当天晚上，就像他在我们结束见面时说的那样，他把中医的神奇之处，把他对中医不可思议的感受全盘告诉了他的爱尔兰同事们，并立即着手办理我去他们国家讲学、医疗所需的一应手续。

国际民航的飞机，似一只巨型的大鸟，欢叫轰鸣着从首都机场一飞冲天。升空时身体失重而致的紧张心情，随着飞机爬高渐渐平稳而松弛下来。从座位紧靠左侧的舷窗向外舒展视野，下界栉比鳞次的高楼大厦，红墙碧瓦的楼台亭阁，越来越小如星点般的溶入大地葱郁浓荫的秀色；渐而高远中，山川斑驳，雄浑苍莽的景象亦被海拔 6000 公尺以上的浓厚白云淹没。此际，机舱外天空真正一望无际的碧澄瓦蓝，心中油然而生出一种自由翱翔的愉悦和联翩的浮想……

这是我首次走出国门，以中医学者的身份前往爱尔兰那个陌生的国度去医疗、讲学。虽然早就坚定地相信，中华民族文明宝库中的中医瑰宝，终是要随着中国改革开放前进的步伐展现于世界，大放光芒的，但就我个人来说，并未想到这种走出国门的际遇来得是这样的突然和富于戏剧性。

还是两个月前，即将春尽的南京，仍守着“春三月，孩儿脸”的说法，天气忽阴忽阳地乍变着。尤其不甘退隐的春寒，时而还随着江南霏霏细雨，向人抖落着料峭刺骨的威风。这对于我们这些经过酷暑严寒的“老南京”来说，倒没什么，可对于受爱尔兰医学组织委托，来华邀请中医专家前往爱尔兰医疗、讲学的萨利姆医生来说，这可真的是让他消受不起。如是，首次见面，只好改成在他下榻的金陵饭店座谈了。

华灯初上，淡淡的夜色中，金陵饭店大厅更显示出它的华贵和金碧辉煌。拂面的温暖令我只好脱掉外套。即使这样，萨利姆到来时，衣着衬衫的我，也已然觉着微微汗出了。可与其握手的一刹，其无力且冰凉的手不由使我心中一怔，仔细端详：萨利姆中等身材，虽然身着两件厚厚的毛衣，但仍能看出他身体瘦削。四十岁左右的年纪，但已谢顶发稀；两鬓斑白，阿拉伯民族男子惯蓄的八字胡亦是黑白相间。寒暄中，萨利姆彬彬有礼，语调虽温和，但使人感到绵软低怯，气息不足；写在大而圆的双眸里的笑意，亦未能掩饰住其流露出的疲惫和无神……

“你能帮助我诊断一下身体情况吗？”萨利姆跳出了我们谈兴正浓地讨论着的中医发展和教育等等的话题，突然向我发问，猝不及防中，我还是捕捉到他眼中一闪而过的狡黠。我马上意识到，这个来南京说是拜访中医，其实是“星探”一样的人物，要开始对我进行测试了。

“你的脾胃功能不好，主要症状是吃饭不香，大便溏薄，有时一天会拉几次肚子。”我的话还没说完，狡黠的笑容已从萨利姆脸上褪尽，他呆愣愣地望着我说：“你怎么知道的？”我笑笑继续说：“我不光知道你拉肚子，还知道你这种情况已经有多年了，另外你怕冷畏寒，经常失眠多梦，而且……”

说到这里，我故作停顿，意味深长地看了他一眼：“而且你平常腰酸腿软，性功能低下。”突然，随着椅子的响声，萨利姆跳了起来，紧张中还透露出西方人惯有的幽默：“是我妻子从爱尔兰打电话告诉你的吗？”

随着我哈哈的笑声，萨利姆嘴里不住声地叨念着：“不可思议，不可思议。”颓丧地复又坐了下来。“你的诊断真的很准确，我现在的病情确是这样，但是你简直叫我不能相信，你是怎样猜测得这么准确的呢？”

我停歇了笑声，敛容庄重地向萨利姆解释说：“其实我并不是无根据地猜测，我是运用了中医看病诊断的四诊方法。这四诊就是望、闻、问、切。望就是看患者局部和全身神色、状态等；闻就是嗅和听患者的气味和声音；问最为重要，就是向患者了解病史、症状和与病情相关的一切；切则是触摸患者身体病变的部位，还有中医最神秘的切脉。”萨利姆神情专注地望着我，眼睛里写满了问号。

“其实，应该说，我对你的病情诊断尚未能做到用四种方法全面地了解和综合分析，只是在与你一接触时，即对你进行了望、闻、切的一些观察。首先，你穿着比正常人多但手冰凉，中医认为

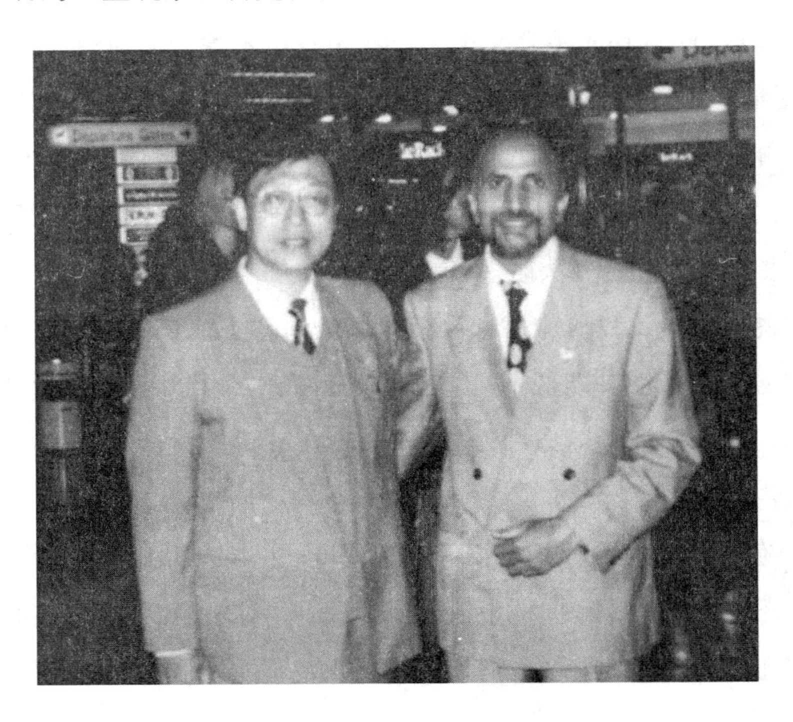

这就是阳虚。而阳虚最常表现的脏器是脾，脾的主要功能，中医认为是消化、吸收。脾阳虚日久，首要症状就是拉肚子，也就是我们中医所说的大便溏薄。”萨利姆赞同地不停点着头。

“脾还有的一大功能是主管四肢肌肉，经常拉肚子的人，饮食谨慎并且胃口不香，所以肌肉就不会丰满，这从你的形体上可以看出来。同时，我在和你握手时已经感觉到你的手除不温暖外，手掌还薄而无力，出现像这种肌肉单薄的情况，病程可以推断是有许久了。”萨利姆有点委屈且苦笑似的摊开双手耸耸肩插话说：“教授，你知道，这么多年看着许多自己想吃的东西而不敢吃，尤其面对你们中国这么多的美味，我是多么的痛苦吗？”

我抿了口茶，对正襟危坐，像学生听讲似的萨利姆理解地笑了笑，继续跟他分析说：“脾阳虚日久，气血生化不足，不能荣肝以养心，心气虚则说话声音低怯，气息不足，心血弱则不能安神。所以，你又夜寐少眠多梦。”萨利姆连连点头。

“而脾阳虚日久的另一方面，更可以损及人体的根本，那就是肾脏。肾精亏耗，则人早衰，须发脱落、早白；目睛少神采而多倦意。再就是肾亏，精髓无以填充，故腰膝酸软；阳具无力而出现阳痿、早泄一类的性功能病变了。”

在我解释以上内容的时候，我一直注视着萨利姆，看着他的嘴巴随着我的讲述越张越大，我结束对他病情的全部分析的时候，萨利姆久久、久久地张大着嘴巴呆怔在那里……

金陵饭店的见面，彻底折服了这个阿拉伯籍，医学博士毕业后又到爱尔兰发展事业的萨利姆。当天晚上，就像他在结束我们见面时说的那样，把中医的神奇，把他对中医不可思议的感受全盘告诉了他的爱尔兰同事们，并立即着手办理了我去他们国家讲学、医疗所需的一应手续。

……

飞机在蓝天白云间迅疾地前进着，我收拢神思，默默地告诫自己：走出国门的中医，不光是要向世界展示中华民族的精粹，还要以中医普济众生、治病救人的宗旨去造福人类，更加广阔地将这种东方古老文明的智能结晶发扬光大，让中华民族在世界民族之林中伟岸地挺立，且受到更多来自全世界的瞩目和尊重。

小贴士

神奇的“四诊”

中医诊病，主要有望、闻、问、切四种方法，简称为“四诊”。望诊，医生用眼睛观察患者的神色，全身和局部形态的变化，主要通过面部、舌质、舌苔等，了解与内在相应的脏腑变化。闻诊，医生用耳朵来听患者的语言声息的正常、亢进和衰微，用鼻子来嗅患者身上或者排泄物、分泌物的气味的正常和异常。问诊，医生通过询问患者或向家属了解患者有关目前病症发生的时间、原因、经过，既往病史，生活习惯、饮食嗜好以及女性月经的期、量、色、质等等与病症有关的情况，做出对现病情的全面推断思考。切诊，“切”是用手触摸患者身体的意思。即医生用手在患者身体的一定部位进行触摸或者按压以了解病情的变化，它包括按诊和切脉两个部分。按诊就是医生用手按压触摸患者的胸腹和其他部位的诊法。切脉，就是俗称的“把脉”。

望、闻、问、切四诊在观察疾病作出诊断的过程中，都有它们各自独特的作用，不能相互取代。而它们又是一个统一的整体，需要依靠医生的临床经验把它们结合起来，这里说的就是在“四诊合参”的情况下，分清真伪，综合分析，认识疾病的本质，才能得出正确的疾病诊断。

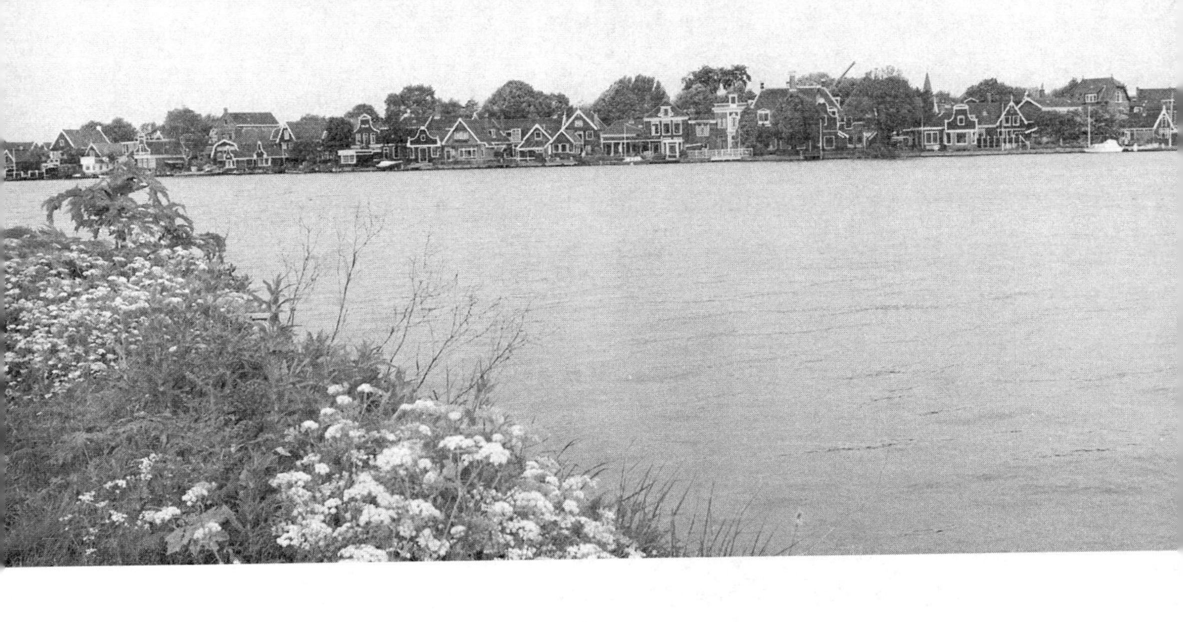

为中医，干杯

我接过达娜手上的中药粉末，要了些面粉拌和着，并随手拿起酒宴餐桌上的蜂蜜，将它们调成了稀糊状。在西方人惯有的"哦，哦"惊讶和赞叹声中，我又将药糊摊膏药似的，用纱布紧紧地包裹在杰玛的伤膝部……欢迎酒会继续进行着，舒伯特的小夜曲，悠扬地荡漾在弥漫着幽香的夜风中。爱尔兰的朋友们围绕在我的身边，饶有兴趣地和我探讨着令他们神往的中医、中药和奇妙的针灸推拿方法。

而当我提到这种联想时，萨利姆骄傲地接着说：“对啊，我们美丽的爱尔兰一直是有‘绿宝石岛’之称的。正因为水草的充足，所以畜牧业发达，欧洲大多数国家食用的美味牛肉，可以说都是我们爱尔兰输出的呢。噢，你知道吗教授，烧烤六成熟的小牛肉再加上我们爱尔兰有名的黑啤酒，那可是世间真正的美味呢。”说到这里，萨利姆顽皮地做了个垂涎三尺的馋样，并且向我眨了眨眼，“怎么样？我们马上就去大吃一顿，如何？”看着他的怪模怪样，我不禁笑出声来。这家伙，他的脾胃功能严重失调，在我的治疗下，才略有所好转，就又要忘记了我给他开的“慎饮食，多调养”的医嘱了。

应该说，萨利姆是我到爱尔兰后的第二个患者。第一个患者的治疗，未想到，竟是在到达的当晚，爱尔兰医学基金会为我举行的欢迎酒会上就开始的……

那是一个晴朗的仲夏之夜，皎洁的月亮“犹抱琵琶半遮面”般的穿过朵朵白云，渐而走向青黛色高远深邃的天穹，她一路播撒着银白色的光晕，和着花丛中几盏灯光，柔柔地笼罩在露天酒会的场地上。

轻曼悠扬的音乐声中，以萨利姆为首的主人们，友好地微笑，频频地举杯，使我感受到了他们的真诚和爱尔兰人的热情。啊，多么美好的夜啊，我有点陶醉地顾盼应酬着。

忽然，我的目光停滞住了：偏离人群中心的一株绿树下，轮椅上坐着一位年轻的金发姑娘。她虽在面对着我时，亦举起了手中的酒杯，可我还是看出了她微笑中的勉强和盈盈秀目中掩饰不住的痛楚。

萨利姆及时地走了过来，解释误会似的说：“这是杰玛，一位很好的儿科医生，几天前她在车祸中膝关节受了伤，但听说您的到来，她也一定要到场欢迎您。”

我很感动地握着杰玛的手，寒暄后，我指着她的膝部关切地问：“痛吗？”谁知这句简单的话刚问完，杰玛像遇到了长辈亲人似的“哇”的一声哭了出来：“教授，我真的太痛了，受伤以后，我就进行了X线摄片检查，虽然未见到骨折的情况，但是，我受伤的部位很痛，吃饭和睡觉都受到了影响。”说到这里，杰玛一双含泪的大眼睛恳求似的望着我，我立即明白了她的意思……

杰玛的左膝关节部红肿发亮，触痛十分明显。当我为她检查时，她紧咬着牙关，即使这样，疼痛还是使得她连续地发出倒吸冷气的“嘶、嘶”声。因为已经排除了骨折，我只对她的伤膝做了几个特殊功能检查，立即得出了前交叉韧带损伤的明确诊断。

渐渐围拢来的爱尔兰医生们，信服赞同地点着头，但又都用充满问号的眼光看着我。是啊，诊断大家都可以做出，但他们需要看到中医是怎样治疗和有怎样的疗效啊！

我略做沉思，但又面露了些许难色，聪明的萨利姆马上问我：“是需要什么吗？”我说：“从我们中医诊断的角度来看，杰玛现在的病情是因为跌扑伤损，气血逆乱，经络瘀阻，不通为痛所致。当然，我可以单独用中医的针灸方法来治疗，但是如果再配合一些中药外用，那样效果才会更快更好的。可是这里哪有中药呢？即使有中药，又怎样能将它粉碎呢？”

谁知，萨利姆呵呵地笑了起来："教授，你尽管开中药吧。"他指着一位稍稍年长，但衣着华贵、举止雍容的高个子女士介绍说，"这是达娜，她经营着我们都柏林最大的中药房呢！她那里也有粉碎中药的机器。"说完，萨利姆又习惯似的向我眨了眨眼睛，目光里掠过我似曾相识，但又好似他特有的那种狡黠。我知道，这个欢迎酒会可能有点"鸿门宴"的意思了。

我也意味深长地冲着萨利姆笑了笑，胸有成竹地先依照清凉败毒、消肿止痛的古方"五黄散"加减，开出了黄芩、黄连、黄柏、大黄、野菊花各30克，外加薄荷50克，冰片20克的外用处方，要求将这些中药粉碎为细末。

达娜得令似的开着她的大"奔驰"飞也似的取药回来时，我正好为杰玛结束了体针的治疗，并在她的伤肢足踝部，做了腕踝针法的留针处理。

我接过达娜手上的中药粉末，要了些面粉拌和着，并随手拿起酒宴餐桌上的蜂蜜，将它们调成了稀糊状。在西方人惯有的"哦、哦"惊讶和赞叹声中，我又将药糊摊膏药似的，分层用纱布紧紧地包裹在杰玛的伤膝部……

欢迎酒会继续进行着，舒伯特的小夜曲，悠扬地荡漾在弥漫着幽香的夜风中。爱尔兰的朋友们围绕在我的身边，饶有兴趣地和我探讨着令他们神往的中医、中药和奇妙的针灸推拿方法。

夜色渐浓了，皎洁的月光透过杰玛头上的树叶，窥探似的好像也在关心着这个伤痛的姑娘。

忽然，一阵甜美的笑声吸引了大家的视线，我看到杰玛一边快乐地笑着，一边和萨利姆热切地说着什么。

看到我们走近，萨利姆报功似的抢着说："真是不可思议，杰玛说她已经不痛了。""是吗？"我微笑地问杰玛。杰玛有点不好意思地说："真的，没治疗前，我的膝痛就像阵阵针刺一样，并且热辣辣的，叫我心烦意乱地直想哭，这几天我也服了许多药，一直未见好转。今天我来参加酒会，确实只是想和同事们一道来欢迎您，但是——"杰玛抱歉似地笑着，望了望萨利姆，"萨利姆医生跟我说，不妨让您用中医的治法试试看，也正好看看您的治疗技术。没想到您的治疗这么简单有效。""好哇！"萨利姆也笑着大叫起来，"杰玛，你不疼了，就把我出卖了吗！"哄的一声，周围响起了我和大家善意的欢笑声。

在大家的围观下，我再一次查看了杰玛的伤膝：包裹着中药的纱布，此时已变得硬硬的，好像一个壳状的套子一样，保护着受伤的地方。

见到大家惊讶的神色，我解释道："中医的治疗方法很多，这只是外治的一个方法。针对杰玛膝部的红肿热痛，我开的几味中药，包括蜂蜜在内，全是寒凉的。这在中医治疗中称为正治法，也就是和病情针锋相对的意思。加入面粉以蜂蜜调和黏稠，用纱布摊敷包裹在伤处，这样来一方面中药的寒凉克制着红肿；另一方面，时间稍长，因为体温热量的作用，药糊就会变成这种硬套状。而这种硬套，就更对受伤的地方起到一种固定保护的作用，防止了受伤的膝关节因为活动再受到刺激而加重疼痛。"

"另外，"我面对着周围一张张迫不及待求知似的洋面孔，接着解释，“大家也看到了，我先后运用了两种针法。先在杰玛没有伤痛的躯体其他部分，采取的是传统体针刺法。虽然这样好像没有治在病所，但是，按照我们中医的认识，在这些针刺点，也就是‘穴位’的地方，针刺时，身体内产生的治疗因素，通过我们体内一种就像网络一样的无形结构，而中医叫作‘经络’的通道，把它传递到病变的部位，除了对局部治疗起到作用外，重要的是调整了局部病变时导致的全身功能失调。”

我说到这里时，萨利姆忽然插嘴道：“我明白了，杰玛膝部受伤是局部的，但是因为疼痛，造成了她饮食、睡觉的困难和情绪上的波动，这就是局部影响整体了。不过，”萨利姆以手掩面，学了个痛哭的样子，“你们看，杰玛刚才哭的时候多可爱啊！”

哄笑声中，杰玛一脸灿烂地制止着大家：“请教授接着说。”

我忍住了笑，继续着以上的话题：“后来，我又在杰玛左足踝

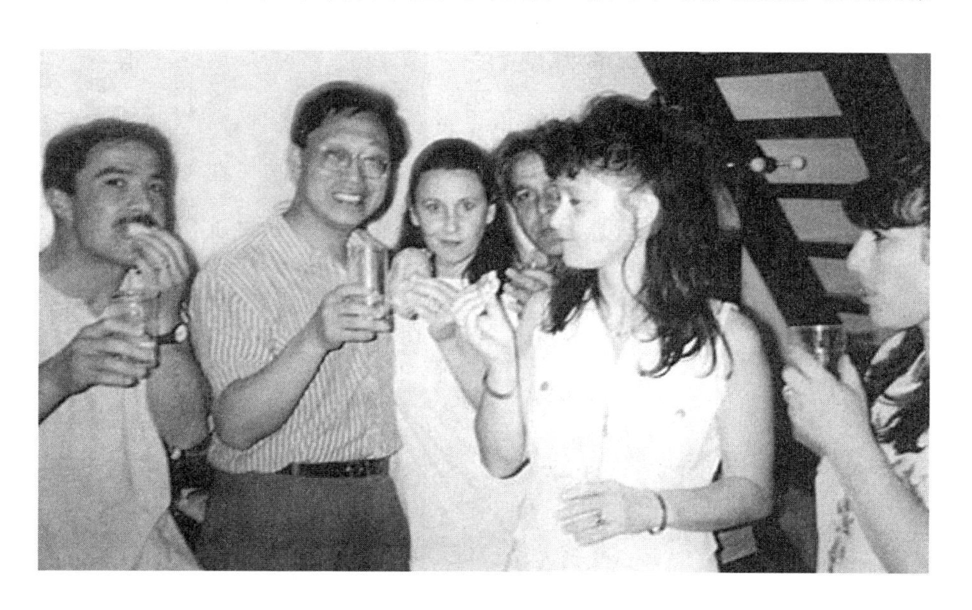

上方沿着皮下插入的叫腕踝针，这种针法是在中医传统体针的方法上，发展起来的一种微针刺法，它通过体内长时间留针的刺激，临床上有着良好的止痛效果。”

伴和着杰玛认可地不住点头，大家一致鼓起掌来。这时，萨利姆满面春风地举杯说：“女士们、先生们，中医的精彩，我想大家今天都有目共睹了，教授刚才为杰玛的治疗和讲解，实际上就是为我们上了生动的一堂课，让我们向教授致敬的同时，更为伟大的中医干杯！”

小贴士

腕踝针

腕踝针是在中医传统针灸的体针方法基础上衍生出来的一种微针疗法。这种针法是把病症表现的部位归纳在身体两侧从正中线分别的6个纵区，并在人体两侧的腕部和踝部各定6个进针点，以横膈为上下界，按上区选腕部相应点，下区选踝部相应点进行治疗。具有疏通经络、调和脏腑功能的作用。

腕踝针疗法的适应病症相当广泛，且在不断扩展之中。据不完全统计，迄今已应用于近百余种病症。尤其对疼痛性疾病，诸如血管性头痛、腰扭伤、牙痛、关节痛、痛经等痛症止痛作用明显，疗效迅速。对心律失常、面肌痉挛、面肌麻痹、急性乳腺炎、哮喘、皮肤瘙痒症、遗尿、癔病等都有较好的效果。对急性结膜炎、近视眼、高血压、中风偏瘫等亦有一定的疗效。

个人经验，这种针法应用得当，可以说是医生的一种“防身法宝”，临床实践中，用于止痛缓急，效果非常显著。

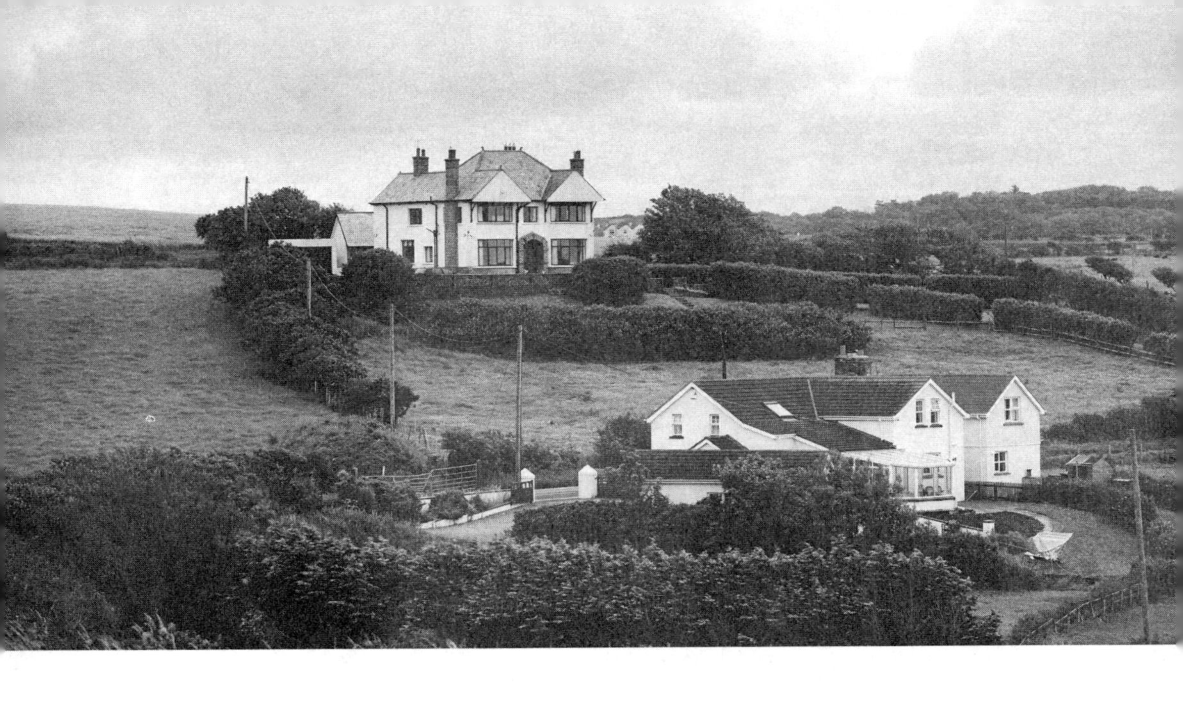

嗨，萨利姆

"我以前一直听说用针灸针可以通经络，棍子难道也可以吗？"

"针灸针只是大家公认的疏通经络的良好工具，但它并不是唯一的工具啊，中国有句谚语，'竹头木屑，皆利兵家'，是说任何看似微不足道的东西，在它适用的时候，它就会是最优秀的。"

即使是在周末，宽阔的都柏林街上，也仍是人迹罕见，更不要说现在已近十点钟的晚上了。今天的患者实在太多，用“刻不容缓”和“十八般武艺全用上”来形容我看病时的情景和状态，那是全不为过的。这一天下来真的是太累了，坐进车里，我全然不顾萨利姆歉意的目光，一言不发，任他把车子开得飞快……

尽管萨利姆的妻子丹丽娅兴奋地告诉我，她给我们准备的晚餐，主菜有海鲜，还有烤羊排和美味的甜点，但我还是礼貌地断然谢绝了。我怕西餐冗长的过程，再说我对西餐实在没什么好的胃口。回到后院我的住处，简单地就着从国内带来的榨菜和花生米，扒了几口早晨自己煮好的米饭，立即和衣躺到床上……不知过了多久，迷糊中听到门铃在顽强地响个不停，我只得无可奈何地起身去开了门。

“哦，教授，您有什么不舒服吗？”萨利姆一脸关切诚恳地问道。“没什么，只是有点累。”“对不起，我也不想安排那么多的患者，但来预约请您诊治的人实在太多，而您又很快要离开爱尔兰了。”

是啊，来到爱尔兰快一个月了，中医的魅力吸引着大量的爱尔兰人，来我这看病的人真可谓是与日俱增。每每看到萨利姆俨然是我经纪人似的，和患者预约时间、关照各种事项时，一会儿严肃、一会儿兴奋、一会儿耸肩、一会儿摊手的表情和动作，我都不由得报以由衷的赞赏和会心的微笑。据我的观察，萨利姆简直是对中医着迷了。他对中医由衷的推崇和几乎近似于虔诚的顶礼膜拜态度，教我十分的高兴和满意。我知道，中医要想走遍天下，除了中医本身的精彩，还需要有他这样的人来推波助澜的。

这不，像往常一样，萨利姆晚饭后到我这里来串门谈中医，好像成了他的保留节目一样了。“教授，威廉刚才打电话来，叫我再次向您表示歉意和感谢。他想邀请您明天下午去海边游玩，我已经代表您答应了。”

“威廉？哪个威廉？”看我一脸的疑问，萨利姆哈哈地笑了起来：“就是您用大棍子打他的那个威廉啊！”哦，萨利姆的提醒，使我想起了下午治疗中的一幕……

其实，虽然每次到萨利姆的诊所工作时，患者很多，我要以中药内服外用、各种针刺火灸、气功推拿、火罐热敷等等多种治法忙个不停，但我的心情都是很愉快的。这不光是出于做医生的职业道德，另一方面还在于患者对医生的接受和对医生的尊重。

可是，今天正当我忙得不亦乐乎的时候，萨利姆未按原来次序安排，擅自越序扶进一个患者。但他赶快向我解释，这个患者是他的好朋友，因骑马时摔下来，现在腰痛得很严重；并郑重其事地向我介绍说，这是某某国家驻爱尔兰大使馆的威廉武官。

我应声打量着来人：呵，好大的块头，个子有近一百九十公分吧。魁梧的身材加上手臂部露出的浓密黑毛，满腮的大胡子，要不是衣着光鲜，还真有几分“人猿泰山”的感觉。

出于礼貌，我还是微笑着和他打了招呼。但是，接触中，我明显地感觉到了威廉深凹的双眼中，除了痛楚，还夹杂着傲慢，和对放在诊疗台上的针灸针具、艾条、火罐等这些用具的不屑与怀疑。

虽然多年做医生的职业修养，使我已经能够用平和的心态面对一切，但我还是不能容忍患者对我诊治方法的轻视，尤其是这样一个可能还有着“别样想法”的外国人。

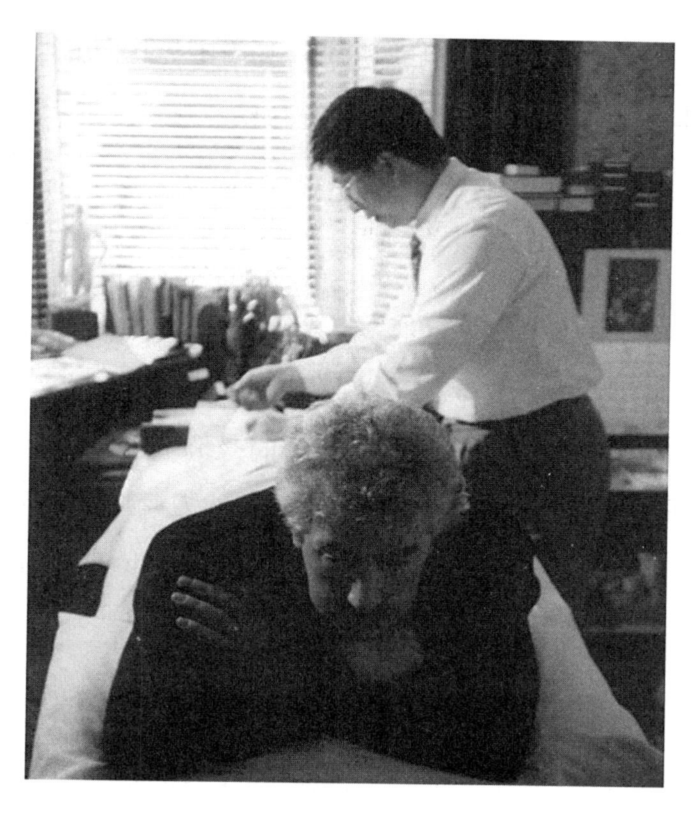

我平抑着自己的情绪，仔细问诊得知威廉只是上马时姿势不正，顺势滑落左臀部着地后，即感腰部转动困难而疼痛的现病史……随即在为他做了几个物理功能检查后，马上得出了他没有骨骼损伤迹象，只是因为跌扑扭挫而导致了腰椎小关节功能紊乱的诊断。其实，对这种常见病症的治疗，于一般体质的患者，我可以用中医传统的针刺和艾灸方法，或是一个正骨整脊手法再加上中药湿热敷就足以应对了。但对威廉这样强壮的患者，这些温和的方法虽然也能解决问题，可是为他这个大块头正骨整脊要消耗自己太多的体力，就算按常规针灸也需要一定的时间。而下面已经预约的患者还有很多。另外我想的是，你威廉先不要看不起我们中医的治疗方法，对付这一类急性扭伤，我也还留有解决问题的“杀手锏”呢！

我镇静地叫萨利姆拿来门后的一根大木棍，开玩笑地对威廉说，“杀鸡焉用牛刀”，只要打他一棍子就好了，根本还用不到我们中医的那些“正规治法”，威廉的脸色顿时阴沉了下去……

萨利姆见状，赶快赔着小心对我说：“教授，威廉先生的公务很忙，请您一定认真帮他治好。”我听懂了萨利姆的潜台词，笑笑说：“医生治病的方法，不是根据患者的身份，而是针对病情的需要。我想，对于威廉先生目前的情况，我认为我将要选择的治法，将是最好的一种。”威廉定定地盯着我，目光里闪现着一种强横：“用棍子真能打好我的病吗？”我平静但也坚定地迎着威廉的目光说：“是的！”“那好，请动手吧。”

到底是军人，威廉毫不含糊地遵照我的要求，在我看似“无动于衷”，实则仔细地观察他脚步偏向、身形歪曲动作的“注目礼”中，咬牙忍痛，一声不吭地在萨利姆的帮助下，艰难地爬上了诊疗床。我又叫他不要脱去他的大皮靴，就这样仰面躺好，帮助他尽量把双腿伸直，双脚跟并拢，随即又叫萨利姆拿来一本硬封面的大本厚书，站在诊疗床另一侧横竖起书本，垫在他的脚跟并扶稳，自己双手抡起那根大木棍，猛的发力，砰然一声，大力而有“偏向定点”地打在威廉垫着厚书的脚跟部。只看到威廉从足到头一震，并“哎呀”大叫一声地从诊疗床上跳了下来，怒气冲冲地瞪着我，眼光里充满了将要发作的报复和挑衅。

萨利姆惊愕得不知所措，紧张地看着我。我毫不介意地哈哈一笑："怎么样，威廉先生，你马上是去打高尔夫球呢？还是继续去骑马？"威廉突然醒悟似的前后左右大幅度地扭动了一下腰肢，目光顿时转变成了惊讶，又由惊讶瞬间转变成了歉意的柔和："啊，啊，对不起，教授，我、我……"威廉有点语无伦次。我想只有我，和在场转而傻笑的萨利姆，能清楚地知道他这个"对不起"是为了什么……

这会儿萨利姆显然还在因下午的那一幕而激动着："教授，您不知道我当时是多么紧张，开始我真的怀疑您那一棍子的效果，真担心那以后的场面不好收拾。可是您用的棍击方法难道和中医也有联系吗？"

有的时候，精神是能调动体力的，古人说"劳其神者疲其形，悦其神者忘其形"，当你的喜好或是你的挚爱被重视时，这就是你的兴奋点所在，在这种快意的时候，劳乏和疲倦往往会一扫而光。所以此时对于萨利姆的这种提问，我马上精神振奋起来："你不要看这种方法简单，当它为中医所用的时候，其中就包含了医疗的道理。首先，从我以中医的诊断结合现代医学的认识，威廉当时是有伤痛，但是绝无骨折的症状，也就是身体没有实质性的伤损。但是他的疼痛和行动不便，说明体内的经气已经逆乱和不通了，这种情况的出现，中医称为'不通则痛'，也就是病态的表现，那么就要疏通经络、调理经气了。"

"我以前一直只知道用针灸针可以通经络，棍子难道也可以吗？""针灸针只是大家公认的疏通经络的良好工具，但它并不是唯一的工具啊。中国有句谚语，'竹头木屑，皆利兵家'，是说任何看似微不足道的东西，在它适用的时候，它就会是最优秀的。而通经络也并不是非用针具进入体内不可。因为经络是遍布人体，包括内、外以及皮表的一个全面的系统。当我诊断威廉病情时，根据他腰部受伤的情况，判断出他两条经脉有了‘气血逆乱’，也就是不能按照正常顺畅运行的问题，那这两条经脉，一条是经过脊柱正中的督脉，另一条就是沿脊柱两旁经过的膀胱经脉，而这两条经脉相互关联都能通到足部，那么运用大木棍准确而“恰到好处”的叩击足跟，通过震动就对这两条经脉的经气就会起到了积极地调整和疏通的作用。”“于是经络通了，气血畅行，‘通则不痛’，威廉就一下能从床上跳下来了，哈哈，是这样吗？”

我很赞赏萨利姆的这种聪颖和对中医的理解。而萨利姆像受到夸奖的孩子一样，洋洋得意忘乎所以着。忽然，我在一阵咯咯的声响中，这才注意到萨利姆在大嚼特嚼着什么，再注意一看，啊！不知不觉中，这家伙把我放在桌上的一盘椒盐花生米差不多全吃光了！

“嗨，萨利姆！”我忍俊不禁地大叫起来，我知道萨利姆也十分喜欢这种中国食品，可以说，他每次来我这里谈中医是一个目的，另一个目的就则是“醉翁之意不在酒”了。因为熟稔，往往即使我不谦让，他也会自己找到花生米并拿来吃的。但我每次都会限制他，这并不是我小气，而是因为萨利姆脾胃虚弱的病症，经我治疗刚有所好转，还不宜多食这类食物的缘故。

听到我的警告，萨利姆嬉皮笑脸地说：“教授，您不是今天早晨才为我切过脉，说我‘脉安脏和’，而我自己也觉得一切都正常了呀！”

是啊，看着萨利姆渐渐胖起来并放着光泽的笑脸，想起这一个

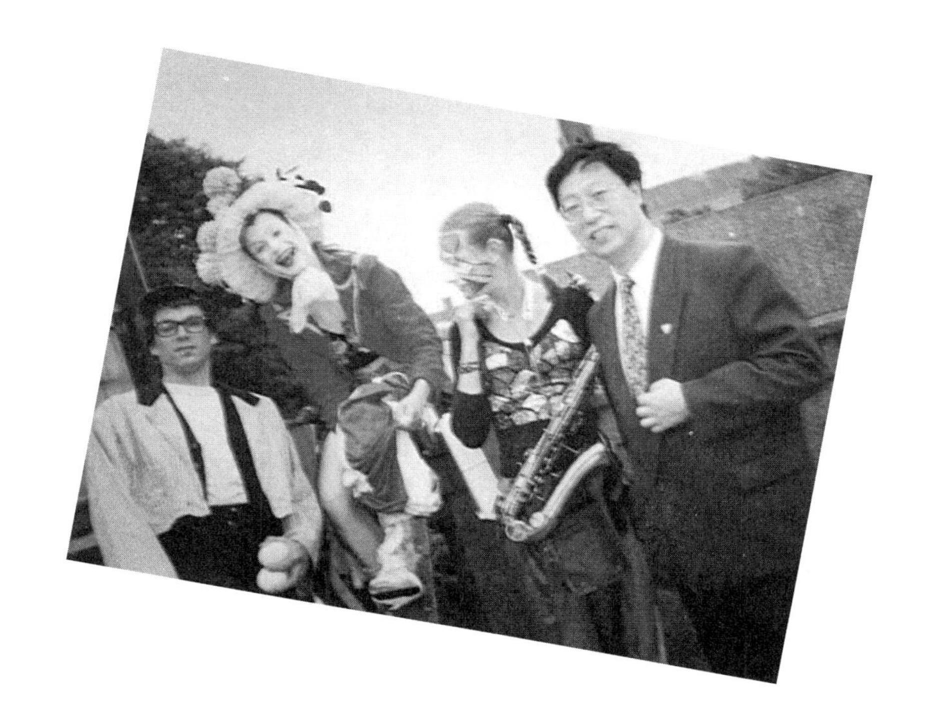

月来，萨利姆接受我针灸时，夸张的龇牙咧嘴，以及服中药时似乎苦不堪言的怪样；尤其想到他在接受治疗时，只要他的妻子丹丽娅在场，他就会做出的更加痛苦的表情，我不禁失声大笑起来，又情不自禁地喊了一声："嗨，萨利姆！"

小贴士

腰椎小关节功能紊乱

腰椎小关节功能紊乱综合征也称为小关节滑膜嵌顿。多由于急性的弯腰猛然起立或其他的不适当外力作用，导致腰部扭挫致使腰椎间的滑膜嵌入小关节之间，造成小关节交锁或脱位，使脊椎活动受限。伤后腰部肌肉紧张疼痛，功能活动受限，患者往往屈身侧卧，任何的活动震动甚至咳嗽等，都会使疼痛加重。

现代医学对于腰椎小关节功能紊乱综合征在急性期主要的治疗是卧床休息，同时可口服止痛解痉剂等，以缓解和消除腰肌痉挛，减小椎间关节的压力，进而促进嵌顿滑膜的自然退出而缓解临床症状，此外尚可试用理疗等方法。

传统中医除可运用中药内服外，更可优先选用体针、腕踝针、耳针等多种针法，以及艾灸、拔罐、手法牵引等多种方法治疗。

另外，上文中提到的棒击法要在切实了解患者当时的适应证并具有一定的熟练技法时使用。另外，腰椎整脊中的斜扳、后伸扳、定位扳等扳法，针对腰椎小关节功能紊乱的不同证型，都有立竿见影的功效。

深深的海洋

最多也就是五六分钟吧，刚刚还被痛苦折磨得面孔和身体都扭曲了的小伙子，此时轻松地长出了一口气，疲惫但平静地被大家扶坐到椅子上。

我在热烈的掌声中和萨利姆、威廉一起，被满脸慈祥的老人贝利请到了可能是这个酒吧的最好位置坐下。

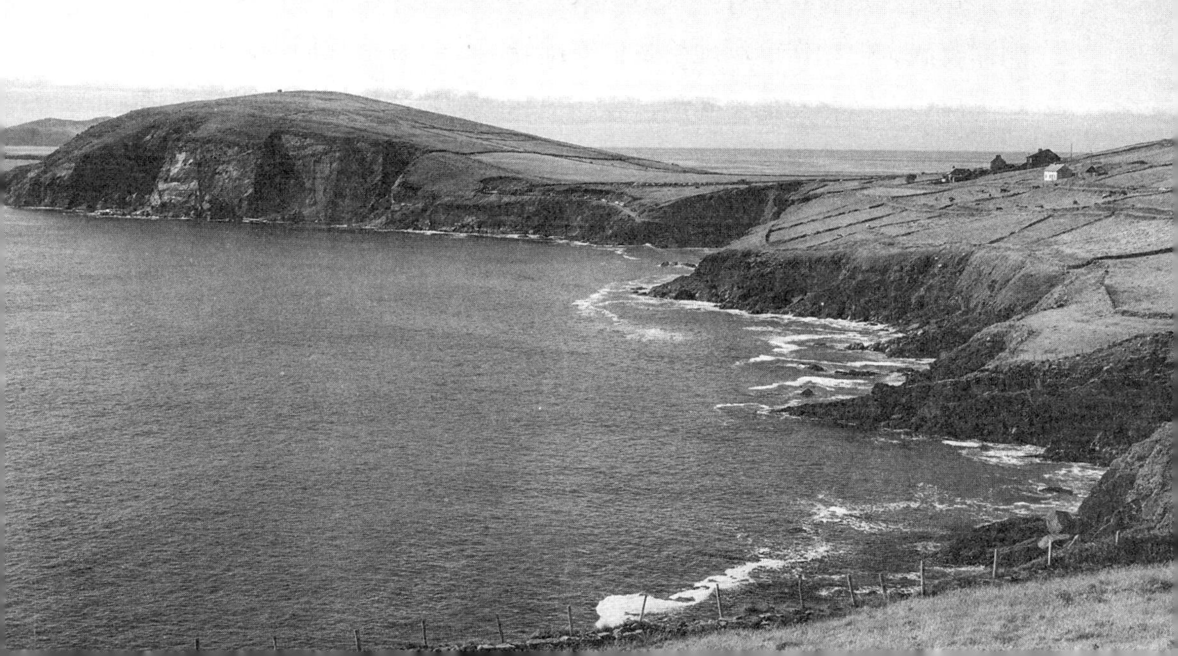

爱尔兰四面环海，西临大西洋，只首都都柏林的东边隔着爱尔兰海与英国遥遥相望。坐落在海港附近的“守望”酒吧的老板贝利，可能是个精明的生意人吧，我从酒吧所处的地理位置猜想着。

这个酒吧离海港不远，建在临海突出的一块高高的崖岸上。吧外的太阳伞下，已经落座了许多观光的人，三五成群，一边喝着各种饮料，一边亲切地交谈或是兴趣盎然地观看着大海。紧靠崖边，还席地围坐着一群人，静静地倾听着一个穿红衣的小伙子弹拨一种形状怪异的乐器所奏出的乐曲。断续飘送来的如泣如诉的轻柔旋律中，我似乎感受到了其中流淌着的深深忧伤……

这里确实是一个观海的最佳位置，开阔的视野，极目远望中，无际的蔚蓝海水连接着湛蓝的天穹，渐渐西下的阳光播撒下的一派辉煌，给微风里安静的大海镶镀了一层流光异彩。蓦然间，近处掠起几只海鸟，斜刺里冲向西方，此情此景使我突然想起了中国诗文里“落霞与孤鹜齐飞，秋水共长天一色”的美妙佳句，只不过这场景是大海，是仲夏而不是秋天罢了。

和昨天腰痛时判若两人的威廉，今天一身牛仔服装，显得愈加剽悍英武，他动作麻利地给我们安排好座位，并给我们每人都点了一大杯爱尔兰特产的黑啤酒，我在他和萨利姆的鼓励下，也豪爽地喝了一大口，一股异样的苦涩立即涨满了口腔。“好苦！”“黑啤酒的啤酒花可都是炒制过小麦产生的，您不是在课堂上说过，黄色属脾，苦味也能健脾胃吗？”萨利姆有点卖弄地摇头晃脑，“当初您给我治疗的时候，说我脾虚，用的方药中好像也有炒过的小麦呢。”这个萨利姆，确实对中医有悟性和长进了。

“喂、喂，萨利姆先生！你这一路就向教授讨教中医了，可我听着觉得比《尤里西斯》还要难理解呢！难道就不能再谈点别的什么吗？”威廉看到萨利姆又要引申出跟中医有关的话题，在一旁性急地叫了起来。

萨利姆向他歉然地笑笑，继而又有点得意地对着我说：“是啊，中国有伟大的中医，我们爱尔兰文化中也有许多宝贵的财富呢。教授，您知道《尤里西斯》吗？”

我虽然还不能完全读懂《尤里西斯》，但我还是知道近代爱尔兰人引以为骄傲，更被世人戏称为“天书”的这本深奥难懂的爱尔兰著作。

我笑道：“我不光知道这本书的作者是詹姆斯·乔伊斯，还知道你们爱尔兰近百年来出了譬如叶芝、王尔德等许多用英语写作的著名作家呢！”

威廉兴致盎然地接着说：“是啊，是啊！我所了解的爱尔兰和中国一样，也有着五千年的悠久历史，从古迹、遗址和墓穴的考证，爱尔兰人可以说是欧洲大陆第一代居民的子嗣，尽管爱尔兰也有自己的语言盖尔语，但它却是欧洲除英国之外唯一的一个英语国家呢。”

“哈哈，威廉先生到底是外交官。确实，我们爱尔兰人英语说得可能比英国人还要好呢！对不起，我倒是低估了教授对我们爱尔兰的了解。”萨利姆显得很高兴并一脸诚恳地望着我，“对于你们中国的留学生来说，爱尔兰应该是学习英语的好地方。”

“而且，就是因为这样悠久的历史文化与语言的特点，我们爱尔兰的教育事业十分发达，高等教育质量非常高，尤其工程及医学类院校堪称世界一流，如极负盛名的皇家外科医学院就在都柏林，这也是当初我到这里来进一步学习医学和寻求发展的原因。”

说到这里，萨利姆忽然又有点激动和不无遗憾：“但是自从我接触了你们中国的医学后，我才明白中医的博大精深。”“那你是不是应该再到我们中国去学习呢？”我开玩笑地插话说。

萨利姆却一脸的认真：“是的，我正在考虑，不光我自己要从头学习中医，而且我还要和我的同事们在爱尔兰成立一个中医的学校，请你们最好的中医过来教学，再组织我们的学生到中国去学习，让神奇的中医发扬光大，使爱尔兰以及整个欧洲人民都能受益！”听着萨利姆的这番话，我忽然联想起了他曾多次对我说过：尊重知识，追求知识，并要用自己的努力去造福社会。这是他的人生格言和毕生追求，这不由得让我对他肃然起敬起来。

“你看，你看，他又转移话题了！”威廉笑吟吟，但又彬彬有礼地欠身对我说，“教授，我在许多国家工作过，但我对爱尔兰的印象是最好的。当然，这不光是因为这里有我的最好的朋友，”威廉向萨利姆点点头，“还更是因为爱尔兰民族的历史悠久，文化底蕴深厚。这里是大文豪肖伯纳的故乡，也是‘吉尼斯世界大全’的诞生地。另外，您知道吗？爱尔兰人还很富有音乐才能，他们都很能歌善舞，创造了闻名世界的‘踢踏舞’和丰富多彩的爱尔兰音乐。尤其是旋律优美、具有浓厚生活气息和浪漫主义色彩的爱尔兰歌曲和民谣一直蜚声世界。伟大的贝多芬曾据此改编过六十几首歌曲。而十八世纪都柏林诗人汤麦斯·摩尔作词的著名民歌《夏天的最后一朵玫瑰花》更是全世界人民深为喜爱的一首歌曲呢。这之后都柏林钢琴家、作曲家约翰·菲尔得创作了许多优美的小夜曲，这些小夜曲对比他小三十岁的另一位世界级的音乐大师肖邦都产生了很大的影响。就算是近年来风行的流行音乐，爱尔兰也是在世界范围内领先潮流的，比如恩雅，比如男孩地带等等，都是世界闻名的爱尔兰歌手和乐队。”

说到这里，威廉转而手指向崖边围坐的那群人：“萨利姆先生肯定是知道他们弹的是哪种乐器了，教授可能还不知道吧？”

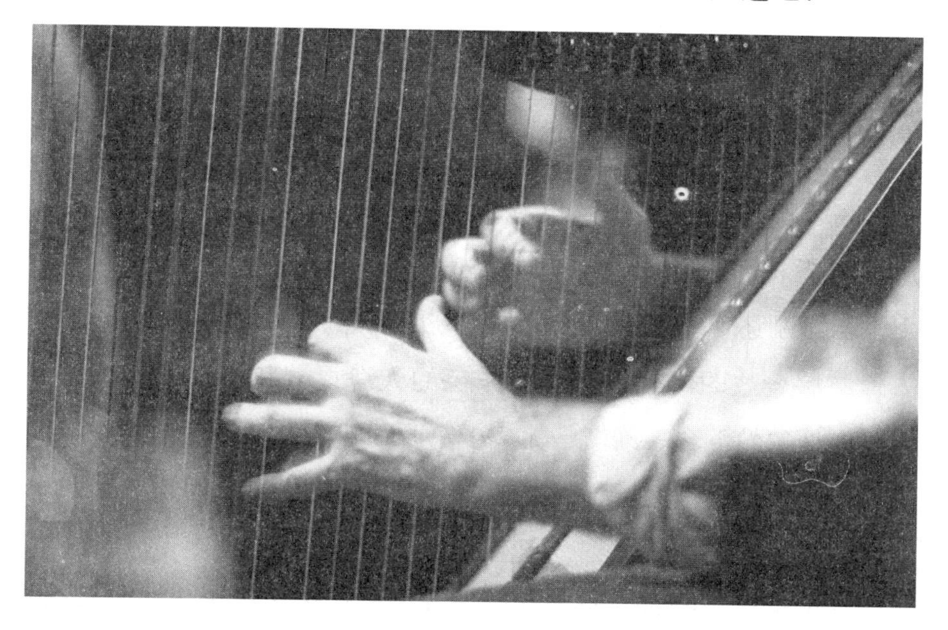

看到我摇头，威廉愈加起劲地继续说：“这就是爱尔兰最著名的民族乐器竖琴，它的形状像上了弦的弓，传说它的发明是有感于战斗时的箭发弓鸣。据考证，爱尔兰早期居民凯尔特人的弹唱诗人开始使用的伴奏乐器，就是一种可以携带的竖琴，以后竖琴演奏在欧洲十分流行。但直到现在，爱尔兰竖琴演奏家的演奏技巧，还是世人公认最为精湛和著名的。可以说，爱尔兰音乐发展都是围绕于这种乐器。现在的都柏林已经是欧洲的一个重要的音乐中心了。而竖琴更成为了爱尔兰国家的一个像征，他们的国徽图案就是竖琴，就连爱尔兰许多重要的建筑物都用竖琴作为门首装饰。用我们美国的俚语说法，索性把爱尔兰人也称为竖琴呢。”

“好了，好了！威廉，你准备给教授上历史文化课吗？我想，你底下是不是还要向教授介绍：爱尔兰人口密度是全欧洲最小的，再就是地理上多湖泊和丘陵，而且气候宜人，风景如画，有利于开展你最喜爱的高尔夫球和骑马运动吧？”萨利姆抢白似的插话，使得威廉和我都不禁笑了起来……

一阵疾劲咸湿的海风，裹挟着逼人的寒气和着波涛汹涌的撞击声迎面扑来。我们停下话头，才发现不知不觉中，天色渐渐阴暗了下来。刚刚还风平浪静的大海，顷刻间陡然变了脸，此刻再放眼望去：层层叠叠的海浪似从水天一色的大海尽端和深层涌起，在风云际会处忽然汇合，渐渐壮大成千军万马状，浩浩荡荡地伴和着雷霆万钧的气势由远而近，奔腾喧嚣着激起一排排高大厚重的翡翠水墙，前仆后继地轰然扑打、倾泻在海滩和礁石上。

这雄浑壮观的场景令观海的游客们都感到了巨大的感官刺激，许多人都兴奋地鼓起掌来；而在崖边围坐的那群人更是都跳了起来，一边跑动着，一边面对大海使劲地挥舞着双手，大声地高叫着什么。我不解地问萨利姆：“他们在干什么？”

萨利姆望了望此时面现严肃的威廉，也一脸凝重地转向我：“教授，我们爱尔兰是一个傍海的岛国，大海给了我们丰富的资源，同时也给我们带来了生命的威胁。经常有人在海上工作时，当然也有人是在游泳、戏水时，被海水吞噬。所以他们的亲人经常会在海边来寄托思念，这种在海水涨潮时的大声喊叫，是爱尔兰从古流传下来的一种习俗，叫作‘喊海’，是希望大海会送还他们的亲人，或是希望大海带去他们对亲人无尽思念的问候。”

说到这里，萨利姆用手指着远处人群中跑动、喊叫得最起劲的那个穿红衣服的小伙子：“听酒吧老板贝利说，这是个痴情的小伙子，他新婚的妻子就是在一次海难中去世的。四年多了，他除了在海港打工，其他时间就是在这里弹竖琴和喊海。”

见我深受感动，威廉也动情地说：“可怜的小伙子，值得尊敬的人啊！”“还应该让你们知道的，好像刚来的时候教授也问过我，其实开这个酒吧的贝利先生，就有和这个小伙子相同的遭遇，但他的喊海不是四年，而是四十多年了啊！中年丧妻的贝利先生，后来就选择了这个面临大海的地方，建了这个酒吧，教授，现在您该知道这个酒吧名字为什么叫‘守望’了吧？”突然，前面传来的一阵变调的喧哗，打断了眼里似乎有点湿润的萨利姆的叙述。

只见那群喊海的人，七手八脚地抬扶着那个穿红衣的小伙子，急匆匆地向酒吧里跑去。“可能他有什么麻烦，我们也去看看！”在萨利姆的带领下，我们也迅速地跟了进去……

酒吧里还是温暖的。我来不及打量吧里的其他，只看见穿红衣的小伙子，躺倒在店堂的木地板上，满脸痛苦的表情，额头上流着汗，双手紧抱着上腹部，不停地扭动着身体，口里还发出阵阵的呻吟。

萨利姆不愧是一个很好的医生，他问了问情况，察看了一下患者，立即就做出了小伙子是由于大声喊叫、情绪激动和寒冷空气刺激导致的急性胃痉挛的诊断。

我很认同萨利姆的说法。并且，从中医诊、治的整体观念和辨证论治的角度，分析到小伙子的病变脏器是脾、胃；病因是因肺、脾气虚，外邪入侵；病理机转是寒凝气滞，经络不通。那么，对于现在出现的这种“不通则痛”的情况，治疗的关键，首先是要理气健脾，和胃止痛。

和我取得了一致的看法后，萨利姆急切并求援似的对我说：“教授，这种急腹痛是很剧烈的，我可以诊断，也知道解痉止痛的原则，但这里没有这方面的针和药啊！怎么办？”

我丝毫没有犹豫地掀起了小伙子的上衣，让小伙子面侧向我，以左手扶住他的左肩胛，按照我的中医急诊治疗思路，首先用右手做空掌形状，连续快速地叩击他的两个肩胛的上缘部位，约十数次后，随即又散开五指，大拇指和另外四指对应地放置在小伙子腹部第十一、十二胸椎脊柱两旁的脾俞、胃俞穴位上，大拇指用力地按压，其他四指同时来回地拨动着。

一分钟，两分钟……随着我的动作，小伙子紧抱的双手松了开来。见状，我紧接着又把他放成了仰面平卧的姿势，双手食、中指相叠，又在他双膝下的阳陵泉和足三里两个穴位骤然强用力地弹拨了几下。随后，就势在其身后做出右弓箭步的半蹲位，将其上身拉直，以前屈的右膝尖顶在他脊柱正中第十椎体下，同时双臂屈肘从身后套住小伙子的双肘，说时迟那时快的直腰挺膝，双肘猛然上提后拉的一个复合动作，只听一声骨骼“咔”的脆响，就在周边安静围观的人群中轰然而起的一阵惊呼声中，我把已经完全松弛，好似瘫软下来的小伙子放平，单掌沿着他的肚脐部以顺时针的旋转方向为他做起了深沉和缓的摩腹……。

这一套一气呵成的松解止痛法，最多也就是五六分钟吧，刚刚还被痛苦折磨得面孔和身体都痉挛扭曲了的小伙子，此时轻松地长长出了一口气，疲惫但平静地被大家扶坐到椅子上。

我在热烈的掌声中和萨利姆、威廉一起，被满脸慈祥的老人贝利请到了可能是这个酒吧里最好位置坐下。

喝着老人亲自端来的饮料，这时才得以仔细地打量了这个令我内心也受到深深感动的地方。

这是一座只能放十几张小桌子，全木质结构的房子，满目视野中，没有任何刻意的装饰，叫人感觉朴直得几近简陋。可能是防止强劲的海风吧，整个房子只我们坐的这临海的一面，留有着两扇窗户，窗户不大，但可以看到大海。我们的对面就是吧台，当我有点失望地扫视到这里时，眼光才感觉到一道鲜亮：和都柏林所有的酒吧一样，倚墙重叠的木架上，也放置着各种酒和饮料。可和其他酒吧不一样的是，这个吧台柜子紧凑短小，旁边空处，正对着我们这边窗户的地方，兀然挺立着一架落地式的大竖琴，与威廉刚才描述的一样，这是个呈弓形的乐器，数十条弓弦垂直紧绷，弓架雕刻精细，镶镀金光灼灼。

可能一直都在观察和揣摩着我的心态吧，萨利姆此时笑嘻嘻地说："教授，有特点的并不只这架竖琴，您还没有注意到墙壁的颜色吧？"我这时再环顾一下四周，除对面吧台的墙壁，被五光十色的酒瓶挡住外，我们左手的一面墙壁是绿色，而右手的墙壁是一种橙黄色，再看看我们靠窗的一面，却是没有任何涂抹的原木白色，看到我不解的困惑，萨利姆立即提醒说："这是我们爱尔兰国旗的三种颜色啊。"哦，我恍然大悟地想起来了。是啊，这绿色代表着爱尔兰信仰天主教的人民，橙色代表新教派，而这介于其中的白色象征着团结和希望。啊，店堂的这种以竖琴代表国徽，以大块色彩表现国旗，是多么的匠心独运，多么的别具风格啊！我不由得衷心地赞叹起来！

"教授，我可以提个问题吗？"一直在一旁似乎若有所思的威廉小心翼翼地对我说。

"不要客气，请说吧，威廉先生！"

"我和萨利姆先生是最好的朋友，他向我讲述了您为他诊断和治疗的经过。确实，照他现在身体的状况，是我认识他以来最好的阶段，而我本人也是领教过您高明的医疗技术了，但刚才的那一幕，更是叫我大开眼界。我知道我不可能一下懂得太多，只是想问问，您刚才的中国功夫，能教我几招吗？"

"中国功夫？"我愣了一下，随即就明白过来，"你是指我刚才治疗的方法吧？那是中医'以手代针'的推拿点穴啊！"

"哈哈！威廉，你终于也对中医感兴趣了吧！只是你的这个愿望一下很难实现的，中医知识就像深深的海洋那样广袤深邃啊！我看你还是先拜我为师，从头慢慢学起吧！"看着萨利姆得意洋洋的样子，和威廉有点失望的神情，我和周围的人们都笑了起来。

掌声再度响起的时候，瘦小的老人贝利已端坐在吧台的竖琴旁，他右肩斜倚着琴柱，神情专注地凝视着我们这边的窗户，我感觉他在透过窗户，满怀希望而又深情地观察着大海。

酒吧里暂时的沉寂后，只见老人脚踩竖琴踏板，双手同时轻轻地拨动，立刻，一阵行云流水般的旋律回荡起来，音色是那样无以伦比的美妙，音量虽不算大，但柔如彩虹，诗意盎然得叫人陶醉。柔和优美的琴声，好像弹琴的老人贝利在温情地诉说着什么，和弦的装饰音，时而泛起华丽，温存中流露出丝丝缕缕的凄美……

骤然间，琴声突变，嘈嘈切切，一如疾风骤雨，更似大海汹涌波涛……神思随之激越中，我陡然心头一颤，可敬的老人啊，他把毕生的心血和对心爱人的深深怀念，都交织倾注在这动人心魄的琴声中，他的感情世界，不也像这深深的海洋吗！

小贴士

俞穴（点穴疗法）

俞穴又称为腧穴。它的作用与脏腑、经络有密切关系，主要有反映病症以协助诊断和接受刺激、防治疾病两方面。如胃部疾患的人常在足三里等穴出现压痛过敏，有时并可在第十一胸椎旁开的胃俞穴触到软性异物或者皮下结节，这样我们就可以知道这个患者患有胃的疾病。同样，我们此际亦可以在这两个穴位上进行以手代针的“点按弹拨”等，通过其产生的作用因素，经过经络的传导来治疗脾胃脏腑的病痛，那么，这也就叫作点穴疗法。

胃脘痛

中医所说的胃脘痛是以上腹部（剑突附近）疼痛为主要症状的消化道疾病，它包括了现代医学的胃和十二指肠溃疡、胃痉挛、胃肠神经官能症等多种疾患共有的痛胀不适的症状。

本病症急性发病的原因主要有忽然感受寒邪或者情绪刺激以及饮食不节等。

治疗胃脘痛的方法很多，中医治疗主要有内服中草药、针灸、推拿、拔火罐、足底反射区疗法等。点穴疗法防治该病的关键就是用适当手法的刺激以通其经脉，调其气血，使阴阳归于平衡，脏腑趋于和调，从而达到扶正祛邪、理气止痛的目的。

嘉丝敏的喜悦

现在，我对身体的自我感觉很好，原来外部表现最明显的手关节，除了关节处还稍稍有点粗大外，肿胀完全消失了，手指伸展灵活，同伴们都说我的手原来是这样的漂亮呢。教授，哪个女孩子不爱美啊？您想，这种时刻，我的心情是多么的喜悦，我每天的生活是多么的快乐美好啊……

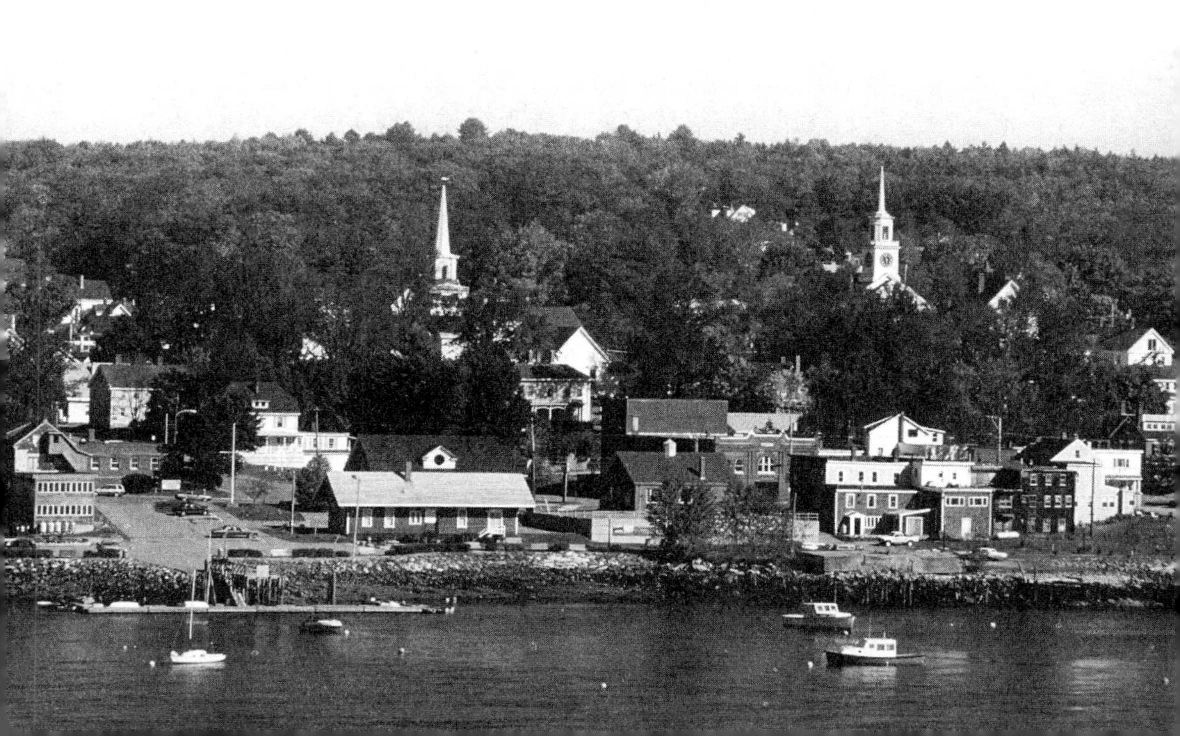

论国土，英国不算太大。但是在这不算大的国土上，地形却丰富多彩。东南多为平原丘陵，西北部则分布着山地和高原。最有名的山脉是奔宁山，它纵贯南北，号称“英国的脊梁”。峡谷地区湖泊遍布，河流纵横。清晨起，从位于北方苏格兰的小城阿伯丁出发，过爱丁堡，穿曼切斯特，经伯明翰，再下考文垂，这样的跋山涉水，穿州过市，即使乘坐的是现代化的电气火车，到达伦敦时也已经是近灯火阑珊的深夜了。

房东希茜太太已经睡了，我蹑手蹑脚地打开我的房门，随手开了灯。虽然只是离开了一年的时间，今年我来伦敦后，也只在这里住了十多天，但进得门来，还是有一种回到家的感觉。因为这一居室可算是我这两年来往英国巡回讲学、医疗的大本营呢。我快速地整理好行装，洗漱后一身轻松地坐到了沙发上。

橘黄光晕的笼罩下，静谧中整洁的房间显得更加典雅温馨，目光掠过书桌时，不经意间似乎觉得台灯下压着什么纸张，起身近前一看，哦，是谁给我的信？

只知道中国字有书法之说，可以用苍劲、雄浑、银钩铁线、潇洒、飘逸、龙飞凤舞等等美好的字样来描述，但于英文书写，我尚是不甚了解。可眼下的这封信的英文字迹，我忍不住还是想用娟秀灵动来形容。是谁呢？这封意外的信笺牢牢地吸引了我好奇的目光……

“尊敬的教授，欢迎您又一次来到我们美丽的国家，尤其是在这个百花盛开的季节。很想把我的喜悦和我对您的由衷感激，在您到达的第一时间当面告诉您，可是我现在正进入了紧张的撰写毕业论文阶段，目前正和我的同学们在一年一度的‘海伊文学节’采风。

我想您是知道的，海伊是英格兰与威尔士接壤的一座美丽小镇，静静的瓦纳河环绕着这里风景如画的蓝天、碧水、钟楼、教堂。虽然它只有一千多人口，但却因举办英语国家中规模最大的‘海伊文学节’而闻名。每年都有数以万计的文学爱好者千里迢迢，赶到这个被誉为‘英语国家文学界的麦加’的世外桃源‘朝圣’，因为这里有着据称是世界上最大的旧书市场。而在文学节上，知名作家、艺术家都赶来举办讲座，与读者对话。出版商们也纷至沓来，寻找新的合作伙伴，文学爱好者们当然更不愿错过能与心仪的偶像直接对话、探讨创作经验的大好机会。那么，我想教授因此就一定会原谅我，未能直接而是用信的方式向您致以问候了。

教授，此刻我的心情是激动的，我最想告诉您的是，您的中医治疗方法在我身上发生的奇迹。还记得一年多前，在希茜太太家中您给我看病的情景吗？这一年多来，我抱着对中医坚定的信念，充分理解着您对我发病和治疗的中医看法和阐述，相信中医‘正气存内，邪不可干’这个理论对人体整体调节的作用。

从您给我开出处方的第二天起，我就迫不及待地开始了中药的内服和外用，天天企盼着奇迹的出现。可是，除了每天中药热水泡手时感到很舒服外，半年多时间过去了，我的病情都没有什么明显的改变。正在我感到焦急并犹豫是否要继续治疗时，我隐约体会到了身体的细微、渐而明显的变化。首先，我感觉到精力比以前充沛，头发滋润，低烧和乏力现象渐渐消失。早晨醒来时，手关节也不会感觉到那么僵硬了，而且，手在热水中能渐渐地伸展……我欣喜若狂，心都在颤抖！

将近一年半的时间了，我没有间断过用药，并坚持按您的医嘱加强着身体的锻炼。前些时，我去医院进行了各种现代医学的理化检查，正常的结果让我的主治医生直说‘不可思议，不可思议’。而我深刻地领会到这是您给我分析病情时所说的，‘正气’抗邪的结果！

现在，我对身体的自我感觉很好，原来外部表现最明显的手关节，除了关节稍稍有点粗大外，肿胀完全消失了，手指伸展灵活，同伴们都说我的手原来是这样的漂亮呢。教授，哪个女孩子不爱美啊？您想，这种时刻，我的心情是多么的喜悦，我每天的生活是多么的快乐美好啊……”

啊哈！我完全记起了这个写信的姑娘，她是希茜太太的另一个房客嘉丝敏啊！

初次见到嘉丝敏，是在来到伦敦后不久的一个周末下午。热情好客的希茜太太盛邀我去喝下午茶，我刚在她宽敞华丽的客厅坐下，一位身材高挑苗条的金发姑娘也接踵翩然而至。她身着长袖亚麻色布裙，裙摆和袖口绣了一圈小花，一袭粉红色的披巾柔媚自然地披在肩上，头上一顶宽沿卷边草帽，戴着白手套的双手，一边提着一只小巧的花布手袋，一边握着一本杂志。袅袅婷婷，好一个英国中世纪的淑女形象。

“您好，教授！”进得门来，她摘下帽子，我真切地听到她是用中文和我打着招呼，语调平和甜美，声音虽不高，但中国话的发音倒很纯正。

“这是嘉丝敏，现在在牛津大学读东方文学的硕士学位，她是会说你们中国话的。”见到我的诧异，希茜太太略有点骄傲地向我介绍，“Jasmine？”“是啊，教授，您想的不错，就是茉莉花啊！”希茜太太快乐地接口说，“而且，嘉丝敏对你们中国也有研究，她说可能也是在您的家乡江苏吧，有一首很好听的歌曲叫《好一朵美丽的茉莉花》呢！”

哦，这姑娘还真不简单。我不禁仔细地打量起安静端坐在一旁的嘉丝敏。是常见的那种五官端庄、轮廓分明的西方姑娘，虽然较为消瘦，好像脸色也有点苍白，金色的发质有点枯槁，但仍然让人感觉她很漂亮，这种漂亮不是那种时髦的艳丽，而是素面朝天，一无修饰的清亮照人。尤其是一双潭水般深沉的蓝色大眼睛，除了透露出真诚、纯朴，还有一种睿智和聪慧，使人感到她的漂亮是融在一种醇厚的带有浓浓书卷气的气质里。

“您好吗？教授，欢迎您能来到我们英国。”见到我友好的寒暄，嘉丝敏微笑着，“其实我只是能说一些常用的中文而已，东方文学里，我虽然偏爱对中国文学，尤其是对中国古典诗词的研究，但我还没有专门学习过中国话，只是在和我的同事工作的过程中向他们学的。”“同事？”我又好奇地问道。

希茜太太在我们面前边摆布着她引以为骄傲的下午茶，边笑着解释说：“嘉丝敏是个好姑娘，虽然她有些不幸，但是她很坚强，她现在白天学习，晚上还要到饭店去工作，她说的同事就是和她在一起打工的中国学生啊。请吧，女士们，先生们，现在让我们开始喝茶吧。”

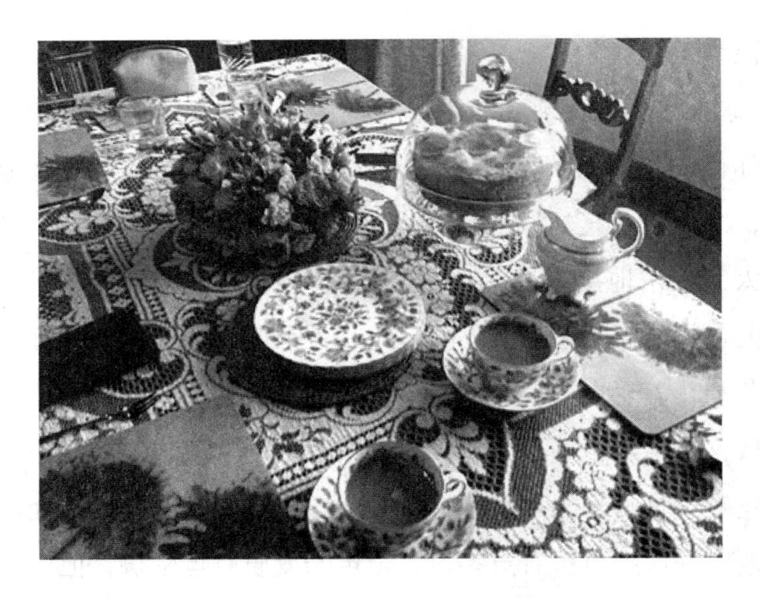

希茜太太的饶舌中，我看见嘉丝敏眉头轻蹙了一下，忽闪的大眼睛中掠过一抹深深的忧郁，更让我心中诧异和不解的是，嘉丝敏颤抖着轻轻端起茶杯时，没有脱去一直戴着的白手套……

“哦，看看我为你们准备的维多利亚下午茶吧。”希茜太太完全沉浸在她的杰作中，显然是没注意到嘉丝敏的情绪变化。出于礼貌，我也端起了茶杯。啊，多精美的茶馔！我这才注意到，面前的茶几上，四个精美的描花细瓷圆碟里，依次摆放着琥珀色的葱油曲奇，赭红色的桃仁蛋糕，鹅黄色的夹心饼干和褐黑色的巧克力卷。而我们手中端着的杯子则更见精致小巧，一如凝脂般的象牙白，杯口一圈还闪烁着灿灿的金线。茶汤浅浅，入口一种略带微苦的淡香，是英国传统的红茶。

“为什么又叫作维多利亚下午茶呢？”我饶有兴趣地问希茜太太。“哦，还是请嘉丝敏小姐为您解释吧。”胖胖的希茜太太可能是不知我问题的“其所以然”，转而求救似的望着嘉丝敏。

似乎顾及着我们的情绪，我看到嘉丝敏有点克制自己似的微微一笑，轻声解释说：“公元1837年至1901年间的维多利亚女皇时代，是我们英国最为强盛的阶段，那时的贵族醉心于追求艺术文化的内涵和精致生活的品味。当时的贝德芙公爵夫人安娜女士，每到下午时刻就意兴阑珊、百无聊赖，而此时又稍感饥饿，但又距离穿着正式、礼节繁复的晚餐Party还有很长一段时间，怎么办呢？安娜就想到了邀请几位知心好友，聚集在家里一边聊天、听音乐，一边享用红茶与精致的点心，共度轻松惬意的午后时光。没想到一时之间，这种形式在当时贵族社交圈内被争相效仿，蔚为风尚，这就是所谓的’维多利亚下午茶’的由来。”

“对，对，嘉丝敏说得太对了。”希茜太太激动地叫着。嘉丝敏冲她友好地点点头，又转向我征询似的说：“我不知用得对不对，当时这种下午茶只是局限在贵族阶层，用你们中国古代有名的诗句做譬喻，是不是叫‘此曲只应天上有，人间哪得几度闻’？而后来渐渐的这种下午茶步入平民家庭，演变成自娱欢聚或招待友人的社交茶会，可不可以再用‘昔日王谢堂前燕，飞入寻常百姓家’来说明？”

啲，这个洋姑娘对中国古典诗词都有很好的领悟呢！看到我的点头赞许，嘉丝敏更谦和地接着说：“到现代，这种优雅自在的下午茶，已成为正统的‘英国红茶文化’的一部分了。喝这种下午茶的特点是要有优雅的环境、精致的茶具、丰盛的茶点，如再配上悠扬舒缓的古典音乐，那就更会给人带来美好的心情和享受。当然，这只是我们英国人对生活的一种美好追求，还远不能达到你们中国伟大茶文化的那种结合着人文礼乐、诗词书画，更蕴含着道德文章、精神哲理的深远意境呢。”

听着嘉丝敏的娓娓述说，尤其是听到她用中文完整地念出了那几句中国古诗和对中国茶文化言简意赅的评价，我不禁为这个洋姑娘的渊博才学赞叹不已。

“哈哈，我们的嘉丝敏可真是有知识哦，来，来，请用点心吧。”希茜太太一边向我谦让着，一边奖赏似的拿起一个蛋糕递向嘉丝敏，我惊诧着嘉丝敏未用手去接，希茜太太也略一迟顿，紧接着她像突然想起什么，继而语调悲悯地喃喃着：“哦，可怜的孩子，我倒忘了！来吧，孩子，让教授看看，中医有没有方法治疗。”希茜太太母亲般托住嘉丝敏迟疑着伸出的双手，并脱去了她一直戴着的白手套。“My God！”我不禁失声，也脱口喊出了西方人常用的口头语，真正是“我的天啊！”

我眼前的这双手，冰凉且白皙瘦削，手指虽很修长，但指间关节都呈梭状，变形的肿胀着，更可怕的是无名指和小指不自然地蜷曲挛缩着弯向掌心，用手把它们扳直，可是一松手它们则又蜷曲恢复到原样了。我不用多问，只看看这双手的形状，就知道嘉丝敏患的是“类风湿性关节炎”，并且已经是许多年了。

见我愣怔着，希茜太太动感情地解释说：“这孩子真不容易，从童年起，家庭就未能给予她温暖，之后到伦敦来上学、生活，全凭着她自己的努力，靠奖学金和在餐馆洗盘子打工，读到了目前的学位……”

“希茜太太！”嘉丝敏显然不希望她再继续说下去，“还是请教授帮我看看吧。”她转向我，虽然感觉到了她是在尽量地克制，但她的语调还是有点颤抖，“教授，我这种病是从两年前开始的，当时，我感觉身体不太舒服，有时还发点低烧，然后就发觉手、足、腕等小关节肿胀，尤其早晨醒来，手部的小关节更加沉重僵直。我去进行了检查并看了医生，他们告诉我，这是种很难治好的自体免疫性疾病，就是您刚才说的简称‘类风关’吧。我也吃了许多西药，虽然照医生们的说法，控制了病情发展的速度，但是，除服药后我有许多身体上的不舒服外，手关节还是变成这样了。”说到这里，嘉丝敏有点凄然地笑了笑，“我的保健医生赫克博士还告诉我，这种病在我们英国的发病率、致残率很高，有‘终生监禁病’之称，而我现在手很怕冷，越冷手指越伸不直，再说也很难看。教授，中医还有什么治疗的方法吗？”

我敛容仔细地为嘉丝敏诊了一下脉，觉其细弦微带数意；看其舌像，色质红而少苔；又关切地问了一些和病情有关的情况，默默地看着嘉丝敏缓缓戴上手套，心里很不平静地翻腾着。

这个可怜的姑娘啊！虽说现代医学对这种病的发病机制还不完全清楚，但是古老的中医对它早就有了发现和认识，并称其为“痹症”。首先，中医从整体的观念来看，所有疾病的发生，都是和支持人体生命的最主要的一种叫作“正气”的物质分不开的，并且以一句著名的论述来概括地说明，就叫作“正气存内，邪不可干；邪之所凑，其气必虚”。而这种正气的充足，需要精神的调摄、饮食的充养。一旦不足，风、寒、暑、湿、燥、火等，这些中医所谓的“六淫”邪气都可以导致疾病的发生。“痹症”就是在正气虚弱的情况下，“风、寒、湿三气杂合而致”。嘉丝敏啊，我即使不对你的身世再往深究，但我也能理解没有家庭温暖，中医所说的喜、怒、忧、思、悲、恐、惊这种“七情”的变化，对你这样一个感情细腻的姑娘的身心有多大的影响和刺激，再何况学业、生活的压力以及整天洗碗刷碟的在冷水潮湿中浸泡呢？

“教授？”嘉丝敏怯怯地轻声呼唤，使我回过神来。“这种病在中医里，算是一种顽疾，病势缠绵，俗称叫作‘白虎风’。它的病程进展中，有风寒湿痹、风湿热痹和你现在的这种寒湿瘀结等等许多分型。这种病主要造成以小关节骨骼和周围的筋肉的畸形、萎缩。但不管怎么分型与临床表现，中医还是认为，肝、肾不足是这种病的根本，当这两个脏器亏虚时，人体也可以说是正气不足了，所以容易生病。而生这种病后又更加耗伤肝肾的精血，这是一种循环往复的损伤。病程日久，气血瘀结，再因为肝不藏血，所主濡养的筋肉就会拘挛萎缩；肾不化精充髓，则所主充实的骨骼就会肿大畸形。另外，肝、肾精血不足，人的整体也会有低热、乏力、消瘦和毛发的枯槁等等症状。”

嘉丝敏神情专注地听着我的讲述，连连点头并再一次迫切地问：“那还有什么特殊的治疗方法吗？”“确实，这种病很难治疗，特殊的方法有是有，但都需要根据我们中医‘因人、因地’等等治疗原则分别应用。对于你目前的具体情况和病情来说，我想，治疗可以从中医治病的整体观念来全面考虑。就是说，我们中医治病不全是注重在局部的症状上，而是强调通过调动人体‘正气’的方法，来抗御疾病的侵袭并达到治疗的目的。你能理解我的这种说法吗？”

嘉丝敏肯定地点着头，并向我投来了带有强烈企盼的目光。我略作沉思后继续说：“我刚才合参了你的脉、证，也考虑了你服中药汤剂的困难和今后病程的长期性，以及你们英国现有中成药的情况，根据我的临床经验，我建议你长期服用中成药‘六味地黄丸’和‘复方丹参片’这两种药。虽然这是市面上常见的两种成药，但这两种成药处方的药物组成，却是滋补肝肾和祛瘀活血的基础。另外，我再开一付外用药方，你把它用水浸泡后，煎煮成药液，然后装好备用，每次用时，倒少许药液在盆中，适量加入些醋和高浓度的酒，再冲以热水浸泡手部。”

我随即开出了外用药方：鸡血藤 30 克，紫丹参 30 克，伸筋草 30 克，寻骨风 30 克，千年健 30 克，宣木瓜 30 克，香樟木 30 克，油松节 30 克，豨莶草 30 克，桂枝 30 克，椒目 30 克，黑干姜 30 克，片姜黄 30 克，路路通 30 克，桑枝 30 克。

嘉丝敏欣喜地接过内服和外用药的处方，又小心翼翼地问：“那么，我要服、用多久呢？”“哦，这你就要有长期服药和外用的思想准备了，你现在的这种病症表现，正所谓‘冰冻三尺，非一日之寒’，而消冰融雪，可想又是决非一日之功的了。另外，我要提醒你的重要的一点是，我刚才所说人体‘正气’的培护，除用药外，还需要饮食、运动的综合配合，而更需要的是自我精神的调节，这就是良好的情绪，坚定的信念啊！”

夜深了，我因嘉丝敏的来信而激动着，推开书桌前的窗户，一阵沁人心肺的馥郁花香拂面而来。对了，时值六月，正是“茉莉独立更幽佳”的茉莉花开的季节啊，我为祖国医学感到骄傲的同时，更为嘉丝敏的病情好转、身体康复而喜悦着。

小贴士

类风湿关节炎

类风湿关节炎是现代医学病名，简称“类风湿”或“类风关”。这是一种以关节滑膜炎为特征的慢性全身性自身免疫性疾病。主要侵犯手足小关节，致使滑膜炎持久反复发作而引起疼痛、麻木，甚至红肿变形，重者可导致关节内软骨和骨的破坏，引起关节功能障碍，甚至残废。疾病后期心、肺等其他器官或组织亦可受损。

现代医学治疗类风关多用激素类药物抗炎止痛并以增强免疫类药物介入。

而中医学对于这种称之为痹证的疾病，除在治疗中有着针对辨证分型采用中药、针灸推拿，分别或综合治疗的特点外，还在精神调摄、全身运动尤其于饮食调养方面有着鲜明的特色，主要是：

针对症状为关节游走性疼痛、发热、咽痛、便秘、小便黄赤、苔厚、舌红、脉数或弦数、血沉明显增快者，建议多选用性味寒凉的饮食，如米仁粥、绿豆、生梨、豆卷、菊花菜、芦根等，可以协助清除内热。

针对主要表现为关节肿痛或有积液、纳差、大便溏薄、小便清长、畏寒、舌淡、苔白腻、脉濡的患者，应选用一些温热性的食物，如猪、牛、羊骨头煮汤，以及姜、桂皮、木瓜、药酒等。

针对疾病拖延较久表现为关节疼痛畸形、肌肉萎缩、筋腱拘挛、畏寒、消瘦、面色无华、舌淡、苔薄白或白腻、脉沉细的患者，可以多食一些补益的食品，如甲鱼肉、鸡肉、鸭肉、鹅肉、猪肉、牛肉、羊骨髓、胡桃、桂圆、芝麻等。

另外，类风关患者食盐用量应比正常人少，因为盐摄入过多会加重关节肿胀，而辣椒、茶叶、咖啡等刺激性强的食物也可能会使患者的某些症状加重。

再有，蜂针（即用蜜蜂尾针蜇刺）是近几年刚兴起的一种治疗方法，亦有较好的疗效。

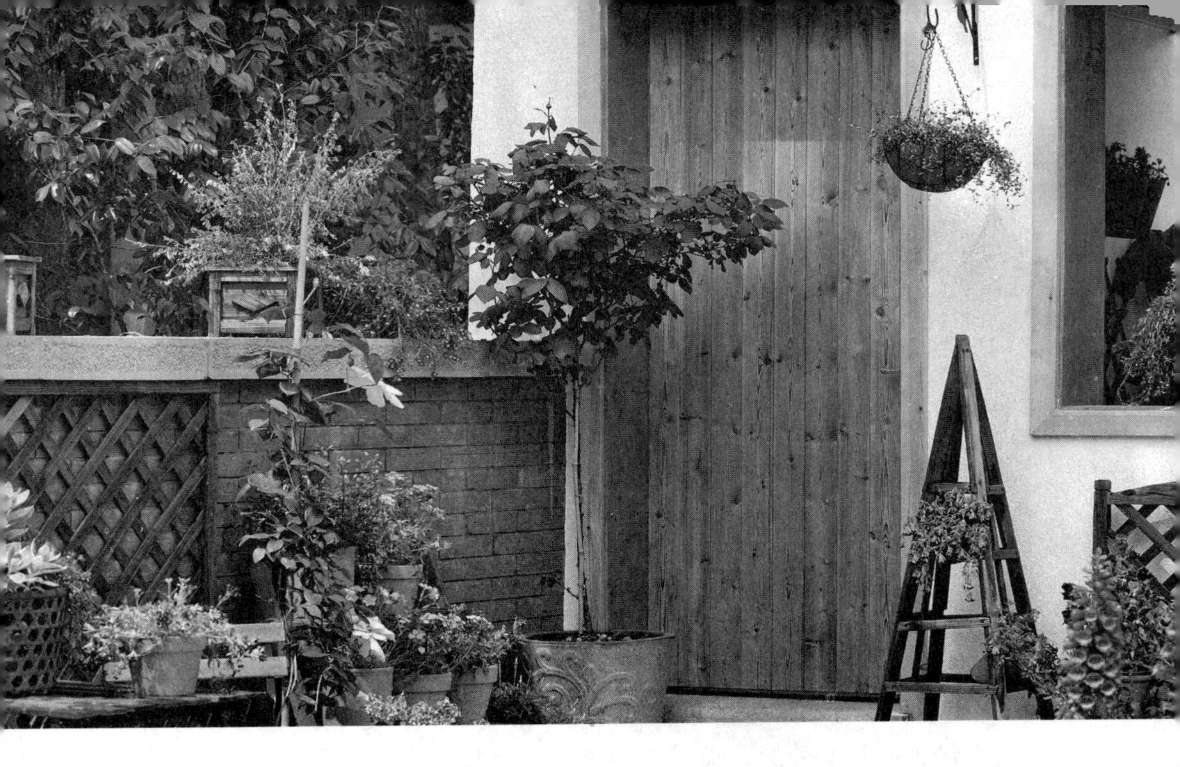

伦敦故事（一）

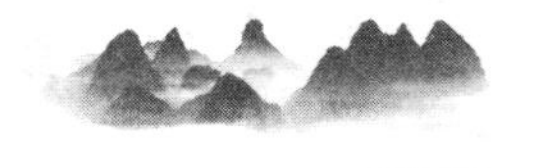

"教授，您这样的用药和配穴，不就像古时用兵打仗一样了吗？"

我笑着回答："是啊，中医里就是有'用药如用兵'这样的策论啊。"

"哦，那么，教授现在就是运筹帷幄的元帅了……"

六月的伦敦可以说是进入了绿草如茵、繁花似锦的美丽季节，而清晨又有着这个季节中最好的景致。希茜太太屋后的小花园里，五彩缤纷的花朵经爱好园艺的主人的精心培育，粉色的石楠花和黄色的金链花竞相绽放，白色茉莉和红色蔷薇更是争奇斗艳，幽香四溢。和往常早晨的作息一样，我一边活动着肢体，一边在花丛中徜徉，正在倍感赏心悦目和陶醉不已的时候，一阵大功率的摩托轰鸣声由远而近地戛然而止……

“早上好！”年轻矫健的菲利普医生音落身随，匆忙地来到我的身边。“教授，已经八点半了，您说弗朗西斯·冯会来吗？”看着他急切的样子，真是皇帝不急太监急呢。我不禁笑了起来：“我想他一定会准时来的吧！哦，快到时间了，我们也要准备准备了。”我一边说，一边带着好像心事重重的菲利普回到房间。

菲利普的着急和疑虑是有原因的。

从苏格兰的小城阿伯丁回到伦敦后的这段时间里，工作安排较为轻松，每天只用在下午时去洋学生们的诊所轮流坐诊带教。昨天开始轮到菲利普的诊所了，安排的最后一个患者，据他说是一个对他来讲十分重要的需要出诊的患者。

傍黑时分，菲利普驾车近一个小时才把我带到了这个特殊的患者家中。这是一座掩映在一大片浓阴中，庄园似的住宅。我还来不及对周围细细观察，就被一个管家似的菲佣礼貌地领进了客厅。

哦，我这是走进了什么地方？宽大的客厅里清一色的中国红木家什，在柔和的灯光下折射出紫檀色水晶般的光泽，两面墙壁挂着几幅装裱精良、灵动鲜活的中国水墨丹青，而更夺我眼球的是正中一壁中堂立轴，不知是出自中国哪位名家手绘的《关公秉烛夜读春秋图》，人物气度雄伟，栩栩如生……菲利普看出了我的惊诧，连忙低声地解释说："教授，这家主人弗朗西斯·冯是你们中国人，他在唐人街做过很大的生意，今天他请您来是为他妻子看病的。"

正说着，伴着一声洪亮的招呼，"教授来啦，冯某有失远迎，见谅，见谅！"大步流星地走进一个人来。嗬，好魁梧的身材，伟岸长身，虽然已有六十开外的年纪，但其腰杆挺直，浓眉大眼中仍还残留着的勃勃英气，不禁使人想象起他年轻时又是一个何等豪情的人物。

"教授，弗朗西斯是我的英文名，幼承庭训，家父谓做人信义为本，我平生又敬仰关圣的义薄云天，故我的中文名字就叫冯云天啦。"这位冯先生真是快人快语，"内子三个月前中风，一直住在医院，前些天院方说她是恢复期，让接回家来服药静养。我看她这样卧床还不能行动，而且好像这些天更不能吃进东西，血压又高起来了，情况很不好，我真是很担心呢！唉！"说到这里，他吁声长叹，愁郁溢于言表的样子令我都感动起来。

见到患者后，我观患者形销骨立，右侧偏瘫，神志有点模糊，面色微红且有点气急，左脉寸、关弦紧，右脉虚、细，口有宿积秽味，舌质红，苔薄黄腻……病情确实不轻，按我们中医的说法，大有病进之虞。

看到我微皱眉头，菲利普小心地问："教授，您不是给我们讲过，中医里有个治疗中风的好方子叫'补阳还五汤'吗，那不是可以给她服用吗？"

我望了望这个中医学得最好的洋学生："不错，这个古方所用的药味汤头歌诀说的是'补阳还五赤芍芎，归尾通经佐地龙，四两黄芪为主药，血中瘀滞用桃红'，这个方剂于中风气虚血瘀的患者确实都很有效，但是你别忘了我再三跟你们说过，中医治病的最大特点是整体观念和辨证论治的结合，目前这个患者的症情还不能完全套用这些药味。现在患者心、肝脉象亢急，与症情合参，病理机转是因于血热瘀结，气机滞壅而有阳亢化火之象，若气还不下行，则要拥血并走于上，那则又将要有重新中风的可能。此时如果再用'补阳还五'原方，只其中的黄芪这味力专补气的药，就要十分慎用，须知'气有余便是火'！那样若用法不当或是用量过大，正所谓适得其反，更是助纣为虐了啊！"

看到菲利普似乎理解了，我转向冯先生："根据脉理和我的观察与分析，尊夫人可能已经好久没有解大便了吧？"

只见他猛然一怔："啊呀，教授，您说得怎么这么准啊，内子确实已近十天没有更衣了啊！"

我注意到老冯中文用词的古朴和咬文嚼字，微微一笑："那么，我就先开一帖中药，只是不知道在什么地方能拿到中药？而且要越快越好！"

"哈哈，"只见老冯得意地一笑，"这个您不用担心，您药方开好，我马上 FAX 到唐人街，那里有许多家中药房，都是我的小兄弟开的，准保他们一会就送到！"

"哦，是吗？"我提笔开方：潞党参 15 克，云茯苓 12 克，赤白芍各 12 克，炒白术 12 克，鸡内金 15 克，全当归 12 克，川芎 6

克，细生地 12 克，广地龙 12 克，淡竹茹 12 克，桃仁、杏仁各 9 克，麻仁丸 20 克，焦枳实 15 克，生大黄（后下）9 克。

老冯拿着药方刚离去，菲利普就见缝插针地问："教授，'补阳还五'方剂中，您不用主药黄芪补气，怎么反而用大黄泻下，那不是破气了吗？"

我很高兴这个洋弟子能提出这样的问题。"中风患者一般气血虚弱，是要用黄芪大补，但刚才我说了临症更要辨证论治，对于这个患者来说，此时气滞阳亢源于腑气不通，也可以笼统地说，就是大便的不通，所以这时候通气比补气就更加重要了。中医里还有一说，叫'六腑以通为补，以通为用'，是说运用得当，破气去滞，畅通了人体的脏腑、经络气机，缓解和促使了病情的好转，这也可以看作是一种补益的方法呢。现在，你能理解我这个处方里用了大黄的道理吧？另外我还要告诉你一点，在这个方子里很有趣的配伍，就是大黄这味药，药味里形容它就像带兵打仗的'将军'，有'掠州拔寨'之威，这说明它的祛滞通腑的力量峻猛。但对于这个患者，我不光只用了大黄泻下通畅腑气，更还用了在中药里被称为有'推墙倒壁'之功的枳实这味像先锋官一样，功力专能破气的药，来辅佐大黄的作用呢！"

菲利普神情专注地记着笔记，并有点吃惊地点着头。我又拿出了针灸针为患者做起了针灸，一边继续说："除用药之外，治疗中风过程中，重要的还是要运用针灸和推拿这些直接疏通人体经络的中医特色方法，和中药相互配合，才能达到最好的效果。你看，现在我给患者针的这组穴位：头部的百会、印堂能针对患者的神志模糊，可以安神开窍；上肢的肩髃、曲池、支沟、合谷，下肢的风市、伏兔、阳陵泉、足三里、三阴交、太冲这些穴位，除都有疏通肢体经络的作用外，其中曲池可以补血、活血，有中药当归的作用；足三里可以补气益气，有中药黄芪的功效；而支沟和阳陵泉相互配合，更有大黄泻下通便的大将军八面威风；那么阳陵泉再和太冲相配合，就有枳实理气祛滞的先锋官势不可挡的锐气了……”

不知道老冯什么时候来到了身边，只听他惊讶地插嘴说：“教授，您这样的用药和配穴，不就像古时打仗用兵一样了吗？”

我笑着回答：“是啊，中医里就是有‘用药如用兵’这样的策论啊。”“哦，那么，教授现在就是运筹帷幄的元帅了，那就请问，如内子目前表现的这么多病症情况，元帅计将安出，又将如何调兵遣将呢？”

“从用兵角度，尊夫人此际病况，如同城内空虚，然群寇蜂至，我想当务之急，还是不可正面交锋，应急遣猛将精兵劫其后援，断其粮草，先做釜底抽薪之举。功成，敌必乱之，再分兵拒敌，逐一瓦解，主公意下如何？”异国他乡，难闻乡音，今日碰到老冯这等中土人物，心中高兴，不由自主地就和他调侃起来。

只见老冯眼睛一亮：“计则妙矣！但不知此战何日功成？”看来老冯是和我较上劲了。

看到菲利普在一旁莫名其妙的样子，我对老冯笑笑，一边运针调节着针感，一边恢复常态地说：“我今天的治疗，针药并用，俗点的说法，目的就是要帮尊夫人先通大便。只要大便一通，她刻下最紧迫的意志模糊、气火亢逆也就是血压的不稳定，再有可能重新中风的种种症状，马上就可以缓解了，到那时，我们就可以再采取进一步康复治疗的措施。刚才您是在问我，今天的治疗什么时候能够见效吗？”

“是啊！”老冯目光炯炯地着我。

“今晚如能及时地配合用到中药，根据我的临床经验，按照中医经气运行时辰的推断，我想，尊夫人明晨卯时，也就是五至七点之间吧，身体定有动静，那则可望首战告捷了。”

“为什么是卯时？又会有什么动静呢？”

“军机不可泄漏。”我索性故弄玄虚地说。

“哦，是吗？”这次轮到老冯对我的自信有点怀疑了。

而正当此时，菲佣来报，说中药已经送到，老冯得意地望望我：“我可是夸口？一声令下，中药就送到了，明晨就看您的妙计安天下了啊！”一旁的菲利普也听懂了老冯的暗指，担心地看着我。

“就这样说定！”老冯大手一挥，果断且有点不容分说，“明晨果如教授之说，我于九点亲自备马致谢教授，并请继续为内子高诊，如九点过时，教授另请安排！”

嗬，好你个老冯，真有大将风度和霸气，难怪菲利普说他事业做得很大呢……

当、当……教堂报时的钟声雄浑悠扬地响了起来，菲利普紧张地望着我。

“教授、教授，有个中国朋友找您！”楼下传来了希茜太太的招呼声，我笑着对菲利普说：“我料定他会在这个时间来的！”菲利普如释重负地舒了一口气，但紧接着又十分好奇地问："您是怎么知道弗朗西斯？冯一定会来，并且这么准时的呢？"

"只要根据中医医理的正确推断和针对性的治疗，就一定会有满意的治疗效果，所以我知道他一定会来报告好消息的。至于准时，这是你们英国人的良好传统，冯先生也一定有这样的好习惯。更重要的是，你不是说他的事业很成功吗？我想他的成功更取决于他身上具有着我们中华民族信、义为本的优良品质！当然，冯先生身上还有一些你不能理解，我也不能一下向你解释清楚的特点，总之，他是一个很有趣的人吧。"

"教授，您的这个朋友很有钱呢。"希茜太太笑嘻嘻地迎着我们低声说。"你怎么知道的呢？""您看他的那辆汽车！"

初夏早晨的阳光，照射在希茜太太房前停着的一辆枣红色轿车上，变幻着五彩斑斓的迷人光晕。这辆车的车型线条流畅柔和，车身轮廓宽大饱满，一看就知道是当时市面上最高档的大排气量的德国"宝马"。哦，我一下就明白了昨晚老冯"备马致谢"的说法了，确实，这真是他的"宝马良驹"啊！

"哈哈！元帅升帐了，冯某备马前来伺候！"老冯一脸喜色，见面就开玩笑地接着说，"教授，您真是神机妙算啊，内子真是在晨时五点左右，腹中肠鸣辘辘，继而矢气频作，连着起身更衣三次，便下具是燥结秽物。此后便安睡，到我来时还未见其醒呢！啊哈，内子有救，冯某真正如何感激呢？"说着，他颇有古风地一抱双拳，敛容极其庄重地向我做了一个揖，我看出来，这是个一诺千金的君子，从此他和我的友谊即将开始了……

小贴士

中风后遗症

中风后遗症患者，必须争取早期康复治疗，尤其在发病后前三个月内的康复治疗是获得理想功能恢复的最佳时机。

中医治疗中风后遗症具有很好的疗效和特色，除建议中药内服并结合针灸、推拿等多种方法对身体经络穴位的综合刺激治疗外，还十分提倡患者的早期康复运动锻炼。

现代科学研究证明，中风偏瘫肢体运动功能的康复有赖于大脑高级神经中枢与肢体之间神经通道的畅通，这种通道的建立只有对肢体进行不断有效的刺激才能完成。因此，临床上只要患者病情稳定（一般在发病后3~5天，血压正常情况下），就应开始积极的康复锻炼活动。

康复运动锻炼应根据患者的实际情况循序渐进，并可在医生指导下由家人对偏瘫肢体各关节进行被动活动，并让患者练习翻身及起坐等动作，然后逐步过渡到让患者慢慢学会各类日常生活活动如洗脸（先用健手后用患手）、持筷、进食、穿衣、脱衣、书写、甚而简单的家务劳动，如扫地、叠被、洗碗，种花等。持之以恒地进行合理的康复运动训练，可明显提高生活自理能力，改善生活质量，降低致残率。

伦敦故事（二）

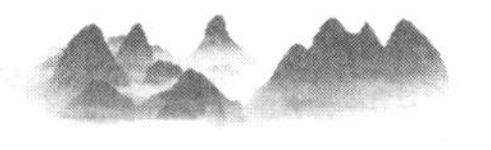

"中医的治疗方法是很丰富的，一般来说，都是根据病情选取相应的一种。但中风是种较为严重的疾病，因为这种心脑疾病不光内忧，更有外患。患者的肢体偏瘫，表示着人体气血通道，也就是经络的不通，内服药物虽有作用，但'红花虽好，还需绿叶扶持'，那就要用针灸、推拿等这些能直接起到'通'和'动'的外用的治法来帮助了……"

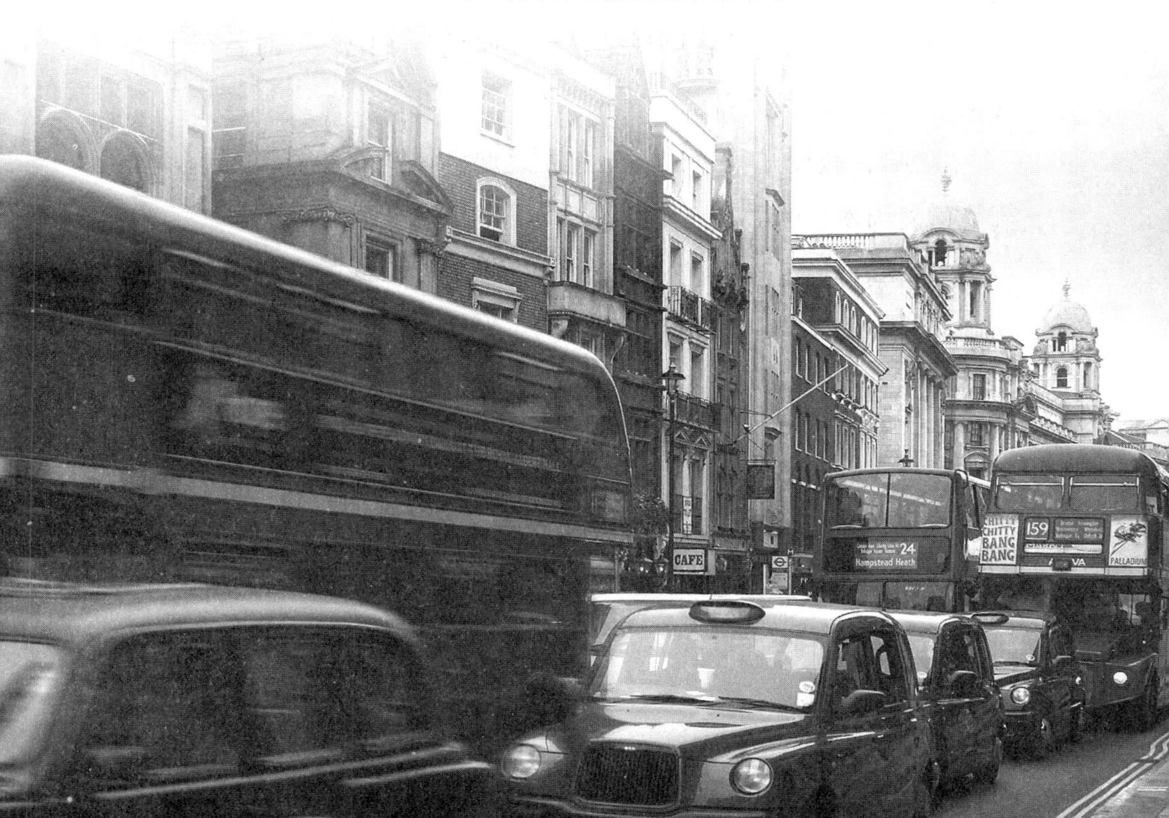

老冯极绅士地驾驶着他的“宝马”，在间杂着伦敦特色的红色双层巴士和黑色的老式 Taxi 的熙攘车流中，缓如踱步般经过市中心的特拉法尔加广场，再向东出了古老的伦敦城。

一上高速公路，丝毫未察觉中，“宝马”车速瞬间就提高到令人觉得是在飞驰。可能听到了我在后排轻声的赞叹，老冯有点得意地介绍说：“教授，我这辆‘宝马’的枣红色，可是我向厂家要求特制的，您看它像不像关圣爷‘日行千里，夜行八百’的赤兔马？刚才在城里，它可有一比，是‘静如处子’……”

他的话才说到这里，一辆白色的日本“本田”，从外侧车道“呜”的鸣着喇叭，嗖的一下窜了过去，“呵呵，小马驹也敢这样张狂。”老冯自言自语地凝视着它的背影，不动声色地轻踩油门，里程表上，速度显示箭头稳稳地逼近到了最高限速处，“宝马”箭也似的飞驰着追了上去，转眼功夫就把“本田”远远甩在了身后。

“现在您的赤兔马就可说是‘动如脱兔’了吧？”对着车子反光镜中的老冯，我笑着说。

“哈哈，教授知我也！冯某此生之愿，便是处处追崇关圣，大到‘信义为本’的做人准则，小到喜好这‘宝马快刀’！”

“快刀？哦，是说关公的青龙偃月刀吧？那您的‘快刀’是什么呢？”见我感兴趣地发问，老冯一脸诡秘地笑了起来，“我也先不告诉您，您不是昨天也没有一下子向我解释对内子的治疗情况吗？”

哈哈哈……我和老冯相视会心的一阵大笑，使得一旁年轻的菲利普医生也跟着不知就里地傻笑起来……

风驰电掣中，“宝马”已把我们载到了老冯的住处，随着渐而平稳的车速，窗外景物越来越清晰地映入眼帘，昨日傍黑时未能全得其貌的这个庄园住宅，坐落在偌大一片如坪的绿茵上，被一块块五彩缤纷的锦簇花团和一排排苍翠欲滴的高大雪松包围着。摇开车窗，一阵清新馥郁的草木花香扑面而来，呵，真正是一个美好之地呢！

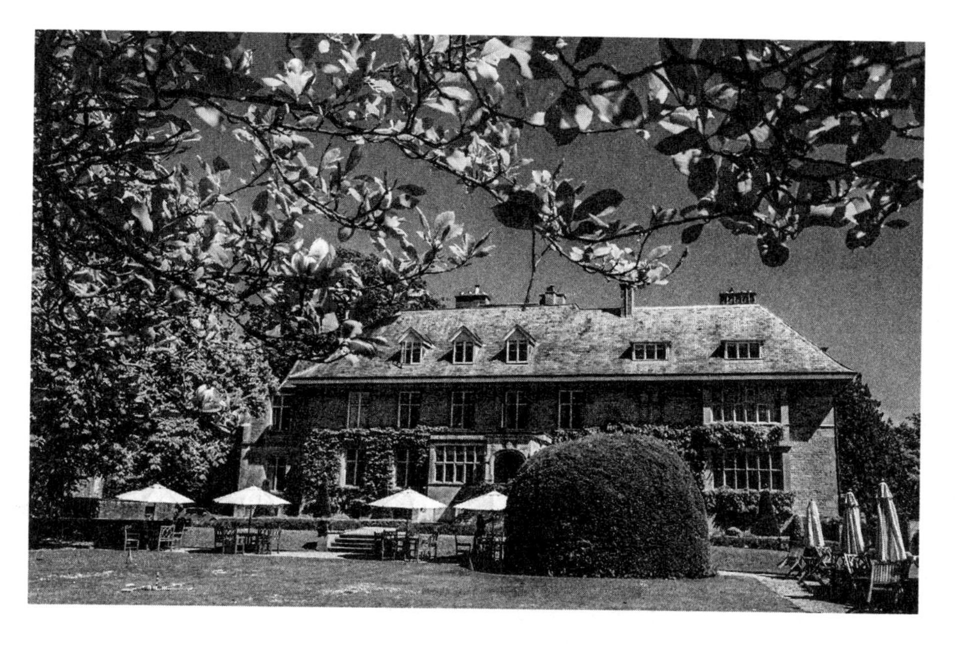

老冯在这豪宅门前停稳车，像是自言自语又像是响应我：“这幢房子原来属于一位英国皇室贵族，听说这家伙祖上参加‘八国联军’进攻过北京，所以，老小子一没落，我当即就把他的房子接手了。当初洋人掳掠我们中国，是卑鄙无理，我买他们的房子是正大光明，教授，您说是吗？”听着老冯流露出民族气节的幽默调侃，我不由得对他愈加深了一种了解和尊重。

“太太现在还好吗？”

迎着我们小跑过来的菲佣惊喜地对着一脸急切的老冯报告说：“先生，太太的病开始好转了啊！您走后没多久，她就醒了，叫我帮她洗漱后，还要喝了一点稀粥，小姐刚才从香港来电话询问病情，太太还亲自和小姐说了话呢！”

“真的！”老冯兴奋地亮着大嗓门，快步带着我们走进了患者的房间。

和昨日相比，患者真是判若两人，冯太太以微笑迎接着我们，虽然很是虚弱，但她此刻神色安详，气息调匀。再次脉诊，左手寸、关部脉象已去弦紧之态，和其他部脉象一样的细弱中，再凝神指下，叫我高兴的是，患者双手尺部脉象已明显感觉到有气来复。

我让菲利普也试诊了一下患者的脉象，并对他和老冯解释说：“昨日诊脉，左寸、关部弦紧，显示心、肝脉气火过于亢盛，这对于中风的患者来说，是一种很危险的提示。人体脏象，五行学说中，心属火，肝属木，肾属水。肾水生肝木，肝木生心火，这都是一种母与子的相生关系。但是一旦病重时，被称为人体‘先天之本’的肾脏，必然要被耗伤在先，此际若是再有肝、心气火的过甚，那则更会反侮相侵，使得肾气愈加衰败。所以昨日只觉心、肝脉弦紧，而肾脉难测。脉象论说中，肾脉为诸脏脉之根本，一旦显示肾脏盛衰的尺部脉象无气甚而无根，这在治疗时，是令医生十分棘手的事，预后不容乐观。所以，治疗时我用通腑泻下的方法，意在先行祛除气火，看来这个方法是奏效了，现在的脉象，就是很好的佐证啊。”

聪明的菲利普理解地连连点头："我明白了，现在患者心、肝脉平和，也就预示着体内气火渐消……"

"心火除则肝气平，肝气平则肾脉复，这叫作'子和则母安'，教授，我也说对了吧？"老冯一旁插话说。

我很惊诧他一点就通的颖悟，"确实，肾脉渐复，是病渐起的好兆头，但三部脉象具示细弱，这就表示人体赖以生存的气、血等物质严重的不足。如果说通腑平肝是我治疗中风经验的'三板斧'第一招的话，那么，我的第二招就要健脾益气了。中医理论解释，脾胃在人体的重要性一直被称作是'后天之本'，其功能可以化生气、血而丰满、主管肌肉。中风恢复期主要见证就是气、血不足，肌肉萎缩，肢体偏瘫。所以，当此时期，调治患者的脾胃，也就是常讲的消化功能吧，就是治疗的重点所在了。"

我望了望和菲利普同样聚精会神聆听的老冯，笑着对他说："昨天我们不是谈过'用药如用兵'吗？今天，我这个元帅又要升帐调兵遣将了啊。"

"好啊，好啊，我就是想听您布阵用兵呢！昨天您譬喻说，内子病情犹如城内空虚，群寇蜂至之际，当急遣精兵悍将，劫其粮草，断其后路，以作釜底抽薪之举，细想之下，此举确属用兵之精要。那么，如今内子已数番更衣，所谓腑气已通，气火渐消之际，元帅又当如何举措呢！"看来我又搔到了老冯的痒处，惹得他又文绉绉地兴奋起来。

"虽说昨日首战告捷，敌寇锋锐已挫，但其势众，仍是不可轻敌。大黄、枳实将佐，性烈刚勇，一战功成，即当召回节制，恐其逞胜恋战，以防节外生枝。当今之计，即可崇古方‘补阳还五汤’补气活血、祛瘀通经之策，先养精蓄锐，固守城池。继而会合外援勤王之师，如是内外夹攻，何患不指日功成。”

“战策论析精辟，冯某佩服之至，即请元帅发号施令！”

我忍住笑，略作沉思，取笔处方：潞党参 15 克，云茯苓 12 克，炒苍白术各 9 克，炙干草 3 克，赤白芍各 12 克，川芎 9 克，全当归 12 克，桃红各 9 克，细生地 15 克，制香附 9 克，广地龙 18 克，全瓜蒌 15 克（打），炙鸡内金 15 克，焦楂曲各 12 克，威灵仙 12 克。

“您这个方子里还是未用主药黄芪啊？”看来菲利普对“补阳还五汤”这张方剂药味记得是很熟了。

“对，今天的处方中还是未用黄芪，记得昨天我说过，黄芪确实大补元气，但“补阳还五汤”中嘱用量大，这就还需注意到患者的实际病情，过分虚弱又舌苔腻浊者，骤用则一恐患者虚不受补，二怕补药恋邪之弊。这种情况下，你注意到没有，处方中前四味药，实际就是补气方剂里最著名的‘四君子汤’！再综合整个方子用药的配伍，其中也还寓有了补血活血的‘四物汤’、理气健脾的‘越鞠丸’方药，可以说我此时综合的这个处方，要达到补益气血、疏经通络的治疗功效，就是着重建立在调理脾胃，和缓图之基础上，渐而产生的。根据我的临床经验，在患者现在的情况下用‘四君子汤’代替黄芪过渡，比立即就大量使用黄芪要好。当然，这张处方使用一个疗程后，患者如舌苔不再腻浊，舌质也开始变淡，那时就可以渐而量大的使用补气力专的黄芪代替‘四君子汤’了。”

“好一个‘四君子汤’，顾名思义，‘君子处世，礼让谦谦’，元帅用兵不仅深有法度，还合‘夫子中庸’之精髓，冯某真正佩服之至啊！”

提问题的菲利普尚未反应，一旁的老冯倒是很会意地掉起文来。惹得我实在有点忍俊不禁地想和他再调侃几句：“其实，昨日处方中，我虽重用大黄为将，枳实为先锋，但军中不可一日无主，其时‘四君子’虽未全数登堂，但其中君药党参，也已在茯苓的辅佐下入室了啊！”

果然，老冯又似十分理解地慨叹发挥道：“元帅不唯妙算，而且用心良苦，窃也以为，昨日方中若骤以‘四君子’联袂而易黄芪，举动过于招摇。此临阵易换主将者，实乃兵家大忌也，果如此作为，当防军机外泄于敌，衍生变故；再恐慢了前方将士立功杀敌之心。现如是循序，则深合掌兵用人之道，真有诸葛韬略遗风啊！”

“深谢主公褒赞！”我也做秀地向老冯双手一拱，“哈哈哈”……两人不由得相视而笑出声来……

患者安静地接受了我的头皮针刺法，留针之际，我又在患者的偏瘫肢体采取了揉、搓、摩、擦等各种手法的中医经络推拿治疗。菲利普在一旁认真地看着，并忙碌地记录着我的取穴和操作步骤。乘我略作歇息时，老冯一旁又发问了：“教授，记得您昨天针的是肢体，今天怎么又变换了方法？”

“中医的治疗方法是很丰富的，一般来说，都是根据病情选取相应的一种。但中风是种较为严重的疾病，因为这种心脑疾病不光内忧，更有外患。患者的肢体偏瘫，表示着人体气血通道，也就是经络的不通，内服药物虽有作用，但‘红花虽好，还需绿叶扶

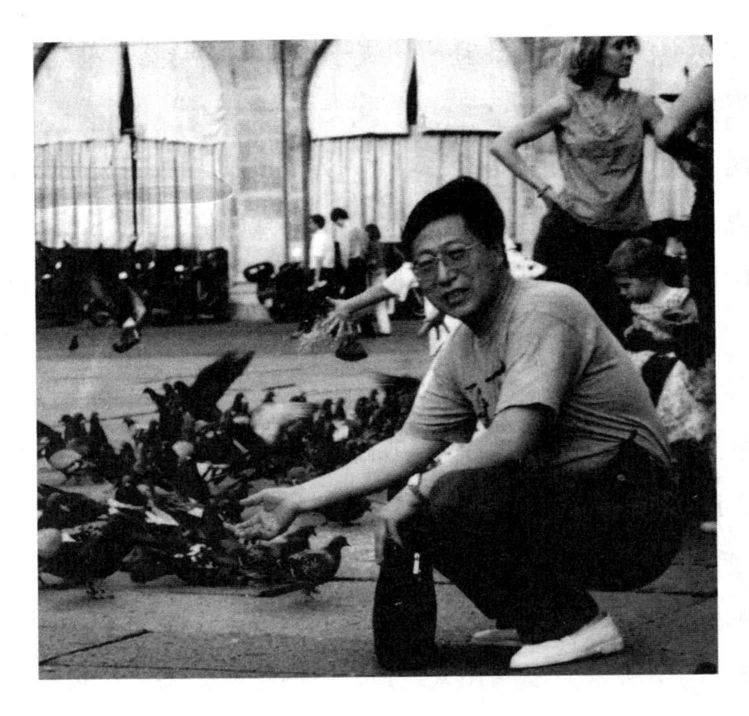

持’，那就要用针灸、推拿等这些能直接起到‘通’和‘动’的外用的治法来帮助了。而这些外用治法，其中方法、手法又是多种多样，根据我的临床经验，如昨日是用体针，今日再改用头针加经络推拿，以后或配合耳针、火罐、艾灸、手法点穴等等，这样交叉、相互协调的运用，疗效就会更加显著。”

我耐心地解释到这里，又笑着对老冯说：“这些方法也是我前面‘升帐派兵’时所谓的‘外援勤王之师’啊！”“哦，对，对，这种譬喻真的十分形象，唉，中医的学问真是了不起……”

“先生，小姐电话打到书房了！”菲佣近前轻声打断了老冯的感慨。“真的！”只见老冯双眼蓦地一亮，向我和菲利普道声歉意，乐颠颠地向楼下跑去……

治疗结束，刚在客厅坐定，菲佣即给菲利普端上一杯浓浓的咖啡，但却示意我随她走进书房。这个书房还是十分的宽大，装饰一如客厅的古香古色，排列一壁的红木镂花书柜内，多是中文古典书籍，其中不乏精装、线装本，只靠近宽大书桌的书架上，《后汉书》《三国志》《三国演义》……林林总总，尽是各种有关“三国”的书籍，由此可见主人读书的癖爱。

老冯见我进来，挥手向我致意了一下，结束着和女儿的通话：“……老爸想你啦，你那边事情一结束，就赶快回来，什么时候的航班通知我，我去机场接你……好，好，我会照顾自己的，放心吧，傻丫头！”老冯一脸幸福地挂了电话，转向我说：“我从香港来英国做生意快四十年了，现在是金盆洗手，就由这个独宝贝的女儿‘子承父业’了，好在这丫头能干，还很孝顺，‘百善孝为先’啊。有后如是，我的确很满足了。教授，您有几个孩子？”

得知我也有一个女儿时，老冯更加高兴地笑着：“好，好，女儿贴心！异乡为客，倍加思亲，我请您来书房，就是要您和家里通通电话的！”说着不容分说地把我推坐在电话机旁，并接过菲佣递上的一杯碧色清香的龙井茶，放在我的面前：“现在我不管您是不是教授，都要听从我的安排，这里没有人打扰，您尽管说吧，和您太太还有小千金多谈谈，记住哦，少于半小时我是不会答应的！”说完，他亲手拨通了我家中的电话号码，轻轻掩上门，笑眯眯地走了出去……

书房里散发着阵阵的幽香，静谧的等待中，电波传来了亲人的声音，越过千山万水的思念和爱意，浓浓地拥向我……我快乐地倾诉，幸福地倾听……不知过了多久，才在可爱的女儿稚嫩的“再见”声中挂上了电话。

从美好的沉浸中回过神来，书桌正对墙壁的一幅“君子以友辅仁”的狂草书法映入眼帘，笔力遒劲雄浑，落款小字行书“云天自勉”更见端庄大度，我想这定是老冯的手迹了。哦，连续两天的治病经历，见识到老冯这样的国人，他持信义为立身之本，疾丑恶但待友以诚；刚正、朴直而不乏睿智、幽默；豪爽、粗犷又不失细腻、温情……和这样的性情中人结识，真是人生一大快事啊！

小贴士

脉象

脉象是动脉搏动应指的形像，中医通过脉象了解病情并结合其他诊查，处方用药进而判断疾病预后等。

脉象通过切诊来获得，常用的是寸口脉诊法。寸口位于两手腕后桡动脉搏起动处，分为寸、关、尺三部。掌后高骨处为关，关前为寸，关后为尺。寸口脉可分候脏腑之气，左寸候心、小肠；左关候肝、胆；左尺候肾、膀胱；右寸候肺、大肠；右关候脾、胃；右尺候肾。

切脉应注意时间、姿势、指法。时间应选在患者未活动时，若患者活动，应休息十五分钟左右再进行脉诊。患者可坐位或卧位，手臂伸平，手心向上，使手臂与心脏接近于同一水平。

切诊时，三指要同时切脉，用力要平衡，由轻到重，分为浮取、中取、沉取三种指力。诊脉时间应不少于一分钟。

正常脉象，亦名常脉，又称平脉或缓脉。常脉脉象从容和缓，不浮不沉，不迟不数，不细不洪，节律均匀，一息（一呼一吸）脉搏四或五至，每分钟 60 ～ 90 至，且应指有力。

常见病脉和疾病性质是密切相关的。中医对病脉的分类不够一致，有的分浮、沉、迟、数、虚、实六类；有的则述 21 脉、24 脉、27 脉或 28 脉不等，临床多在医生长时实践中逐渐明了掌握。

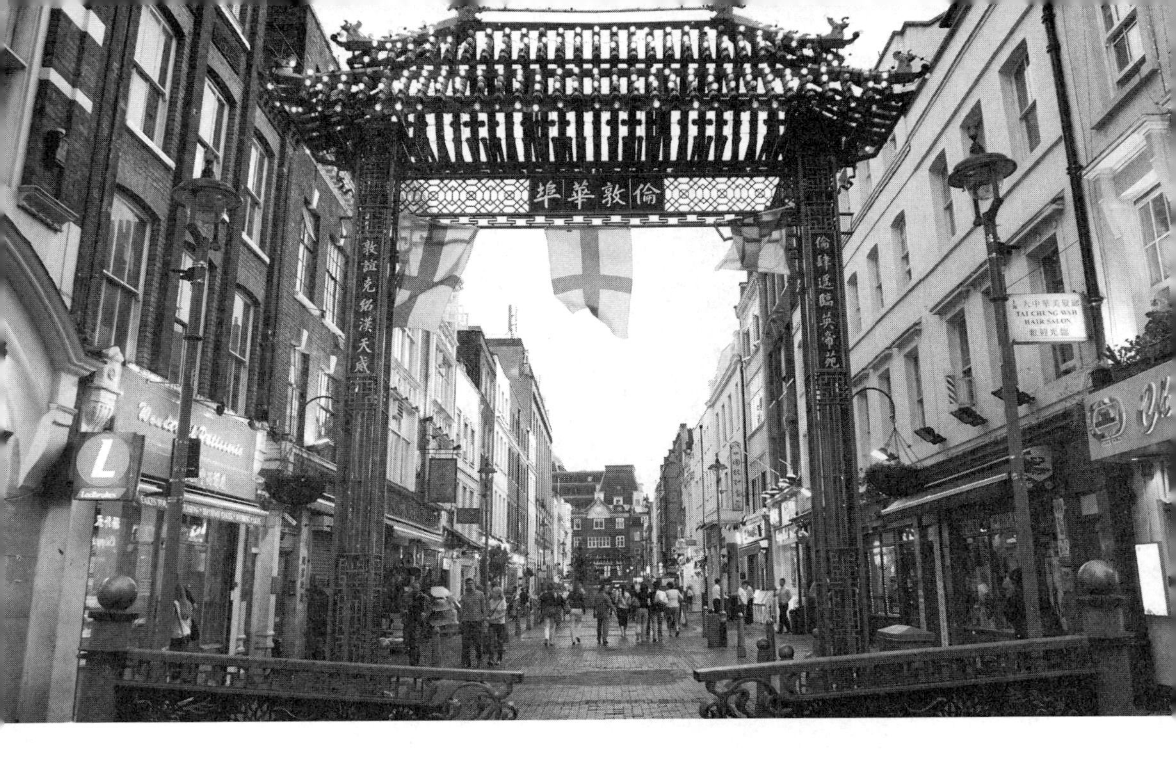

伦敦故事（三）

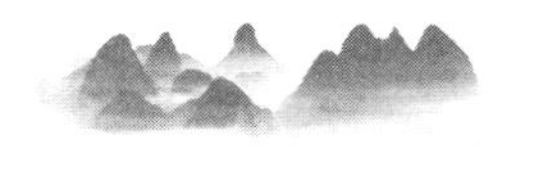

然后，我又叫老冯坐在方凳上，我站在他的对面，用双腿夹住了他的左腿作为固定，再身体右侧转向他的身后，以右手从后面推住他的右肩，左手从前面拉住他的左肩，猛然推、拉，交错用力，转动他的腰部，只听得一声轻微的骨骼"嘎、嘎"响声，完成了这个坐位正骨斜扳的动作。

“如果把犹如大家闺秀一样，以娉婷、优雅的姿态逶迤而又静静地流经这个世界著名大都市的泰晤士河喻为‘人间银河’的话，那么伦敦众多的古迹、名胜，就是这银河周围的星辰。从位处伦敦中心的特拉法尔加广场对面的国家画廊算起，伦敦塔、圣保罗教堂、格林威治皇家天文台、大本钟、白金汉宫、议会大厦、唐宁街10号首相府、海德公园等，这些迷人胜景无不星光闪烁般发出熠熠亮色，而群星中最为璀璨的还是大英博物馆……”当我得意地将在日记中记叙的这段话向老冯形容后，这个平素开朗、豪情的“老伦敦”却并未给我以附和，只是不置可否地淡然一笑，继续开着他的“宝马”向着唐人街飞驰……

我是在“唐人街”的健身馆里见识和领略了老冯“快刀”风采的。羽毛球赛场上，老冯挥拍娴熟，技术发挥得是那样的精明老到，周围观众的喝彩声中，只见他忽而“晴空霹雳”般的挥臂大力扣杀，忽而“海底捞月”似的鱼跃飞身轻挑；长打短吊，声东击西，攻势是那样的凌厉，球路又是那样的刁钻。只一会儿，三局直落，对阵的小伙子满头大汗地败下阵来。老冯笑呵呵地站在场中环顾周围，大有立马横刀的英雄气概：“有谁还来下场赐教？”旁边一阵哄笑：“冯先生，您就别在这里叫板了，我们饱饱眼福就可以了，谁敢再和您老过招啊！”

陪同在一旁的馆主向我解释说：“冯先生在我们华人中可是个名人，他做生意守信用，对朋友讲义气，深受大家的尊重。而且，他羽毛球打得十分好，素有‘冯快刀’之称，年轻时可说是打遍旅英华人界无对手，就连英国国家队都请他做过陪练呢！”

“哦，好汉不提当年勇啦，教授，您看，运动这么几下子，可能我的腰又要犯病了。”已经走下场来的老冯，一手捂着右侧腰部，一边强作笑容地对着我说。“要不要我给您看看？”“这里可能不方便，到我大哥家去吧，他就住在这里不远。”

我知道老冯所说的“大哥”，是他效仿“桃园三结义”的结拜兄长刘立雄。

穿过熙熙攘攘的人流，老冯领着我来到唐人街的后街。“就是这里……”他随手指着一处警卫森严的门楼。“Police Station？这是警署啊！”看我又吃惊又疑惑，“旁边啦！”老冯又大笑着补充说。原来紧靠警署旁还有一扇不起眼的铁门。

这个老冯！我虽也被他的幽默逗得笑出声来，但还是不解地问：“怎么会住在这里呢？”我的印象中，有点财富和地位的人，对居住的环境都很讲究，尤其在欧美国家，居处更以优雅和宽松为好啊。老冯笑而不答地叫开了门……

进得门来，我才知道这个不起眼的门内还别有洞天……客厅很是豪华，圆形穹窿似的顶上，一盏巨型的水晶缨珞吊灯向四周播撒着柔和、温馨的光晕，脚下厚密的全毛质地毯上镶绣着的五颜六色的花朵，被灯光映衬得更加绚丽烂漫。坐在落地窗旁宽大松软的白色羊皮沙发上，再向厅里望去，对面壁角，倚立着两只一人高的，好像是中国明清时代的青花龙凤瓶；倚墙几乎到顶的博古架上，极尽巧思地摆设着各种青铜玉器、陶瓷紫砂等珍奇古玩；两边墙壁，分别悬挂着几幅古朴的水墨纸本立轴书法和山水写意图。而放眼落地窗外，更是一个绿意盎然、花木扶疏的偌大后花园……

嗬！先且不论这些古玩字画，只是在这寸土寸金的唐人街内，购置下这样一片房产，亦决非是一般人所能作为的了。但为何非要住在这个地价昂贵的地区呢？老冯猜透我心事似的笑着说："我们也经常和大哥开玩笑，说他住在这里是'画地为牢'，大哥也会开玩笑说，住在警署旁边好，这样安全，有人帮他看门守户了。其实，我知道他住在这里不光是这个原因，更重要的原因是……"

"二弟，这位就是治好了弟妹中风病的教授吧？"随着一声平稳温和的问话，一位脸上溢满着敦厚笑意的胖老者，缓缓地走到我们面前。

"是啊！教授不光医术精湛，而且还精通脉理，今天也请他给大哥号号脉吧！"刘先生谦和地和我们寒暄后，伸出手来："那就有劳教授看看。"

诊脉良久，我又看了看刘先生的舌象。"怎么样，我大哥的身体如何？"看到我的沉吟，一直在一旁揉腰的老冯急切地问。

"二弟，你的腰伤又犯了？还是先请教授为你治疗一下吧！"我看着这两位手足情深的老弟兄这样相互关切，不由得十分感动地笑着说："两位的病都不碍事的，不过冯先生目前是急症，那就先看看吧。"

老冯的腰伤看来是反复发作过多次了。检查过程中，我发现他的腰椎已经肥大并向右侧弯，目前腰部肌肉很紧张，右侧明显可以摸到有条索状的肌痉挛，并且压痛也是更加严重。

"怎么样？"看到我检查结束，刘先生着急地发问。"根据我的诊断，冯先生的腰伤，还属于中医的急性腰痛范畴，这是在原有的陈旧性损伤基础上，又在运动用力过度的情况下，腰部肌肉强烈收缩，而造成了气血再次逆乱，椎骨的错缝。虽然目前看来，还不会有什么过大的问题，但是如果这样一而再，再而三地发作，病情就会逐渐地加重了。”

我一边说着，一边叫老冯平卧在长沙发上，并在他腰部的最痛点，也就是我们中医所说的“阿是穴”，和位于第二腰椎棘突下旁开 1.5 寸的肾俞穴，以及旁开 3 寸的志室穴，用手指和掌根采取了“以手代针”方法的反复按揉、弹拨刺激；接着又在他两侧腰、骶脊肌上涂抹了一层推拿按摩油膏，进行了较长时间的推擦，直到局部发热，肌肉放松为止。

然后，我又叫老冯坐在方凳上，我站在他的对面，用双腿夹住了他的左腿作为固定，再身体右侧转向他的身后，以右手从后面推住他的右肩，左手从前面拉住他的左肩，猛然推、拉，交错用力，转动他的腰部，只听得一声轻微的骨骼“嘎、嘎”响声，完成了这个坐位正骨斜扳的动作。

我说声“好了！”老冯随即站起身来，前俯后仰地动腰、甩腿，一阵活动后，满意地笑着说：“真是妙手回春啊，看来我‘冯快刀’又可以披挂上阵了！”

“二弟，刚才教授解说你的病情，连我都听懂了，你的腰原来就有病，以后你要静养，不可以再运动了啊！”

“哈哈，大哥，不是我不听您的话，您的‘闭关静养大法’我可是学不来。现代人都说，‘生命在于运动’嘛，我打打羽毛球，肯定是比您足不出户的好，不相信的话，我们请教授说说看！”

我笑着对老冯说：“我听明白了，看来你们对运动的见解都不完全正确，关于这个问题，我要结合刘先生的病情来谈谈。”

“教授请说！”老冯一改嬉笑的态度，严肃地看着我。

“刘先生右脉三部细小带弦，左脉寸涩、关濡尺细。再结合舌诊，舌体胖大边畔有齿印，舌苔薄腻，舌质有紫气；这些总的是提示身体内部气血营运不畅，造成了心、脾两亏，导致了瘀滞的现象。从临床上来推导，这就是说，刘先生心气不足，平常一定会感到心胸憋闷，气息短促；而脾气虚弱就可以出现身体沉重、饮食不香的一些症状了。”

说到这里，我向刘先生投去征询的眼光。“不知我说得对不对？”

“确实是这样的。我去看西医，他们说我是冠心病，都叫我多休息，我也只好闭门谢客，多卧床静养了。可是，不知怎么回事，仍然许久不见好转，原来的症状没有减轻，反而越来越感到容易疲倦和乏力了。”

“教授，这很严重吗？用什么方法治疗好呢？”老冯显然是很担心。

“西医说的病，在我们中医里还可以分成轻、重不同的许多症型。从刘先生目前情况来看，倒也没什么紧张的，即使是冠心病，也是轻微的那种症型，因为脉象中还没显示出严重的征兆。但是，这也必须引起注意了，这除了平常可以经常服用一些对症药物和‘三七粉’‘丹参片’一类活血化瘀的中成药外，我们中医更强调即使是冠心病也要坚持适当运动的方法，因为这样可以积极地调动身体‘益气健脾’的机能，而达到有效地防治‘气血痹阻’，也就是冠心病严重发作的作用。”

“我说得对吧，运动总不会有什么坏处的啊！”老冯在一旁沾沾自喜地插嘴说。

“任何事情都是‘过犹不及’。”我针对老冯的情况，继续笑着解释道，“关于运动对身体的作用，我们的祖先早就有着很好的认识，比如名医华佗就精辟地总结过，‘人体欲得劳动，但不当使极耳。动摇则谷气得消，血脉流通，百病不生，譬犹户枢不朽耳’。通俗的解释，这就是说，通过适当的因人而异、因病而异的运动方法，可以促使机体消化等功能的正常，气血流通而不凝滞，从而保证身体的健康，这是目前刘先生要坚持的。可是对于冯先生来讲，原来受过伤和目前年龄的情况，打羽毛球比赛那样剧烈的运动，显然是过量和过度了，那样又反而会对身体造成更大的损伤了。”

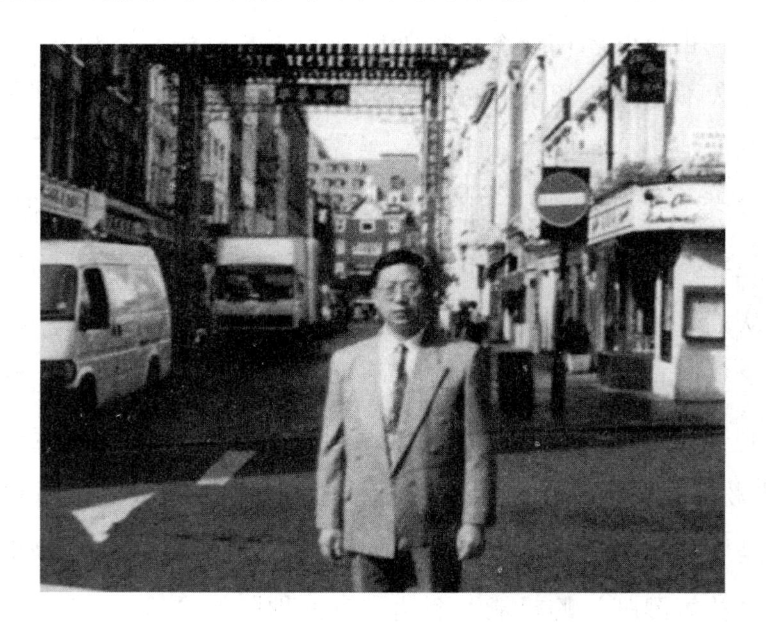

“呵呵，这么说，大哥的病是要增加活动，而我又要减小运动量，看来从今后我就要‘封刀’了？唉！想我‘冯快刀’一世英

名，就这样默默无闻地退隐江湖吗？”

“怎么，你还要打一场轰轰烈烈的告别赛才罢休啊？你不是说，教授马上就要离开伦敦了吗？看你腰伤发了，谁再来给你治！”

“大哥教训得极是，小弟改过了。不让我打羽毛球，那我只好去踢足球啰！只是还请教授保我大哥延年益寿，现在就教一套合适的运动方法才好！”

听着老冯的说笑和调侃，我和刘先生一起笑了起来……

教完刘先生“平心静气、开阔胸怀、湖心划船、马步云手、捞海观天、推波助澜、接天按地、甩手逍遥”一套八节的保健功法，已是中午时分。刘先生高兴极了，一边忙着穿衣、戴帽，一边感慨地说：“教授今天解放了我，我有好久没有上街了，走，走，我们吃饭去！”

唐人街是喧闹、繁华的！这个约占整个伦敦城市公里面积一千五百分之一的区域内，除有少数英国人经营的商店和酒吧间外，几乎全是华人的天下。所以这里又被人们称为“中国城”。眼见到题有“伦敦华埠”“国泰民安”等字样的富有中华民族文化特色的牌楼和道路两旁极富中国情调的花柱街灯，以及一间间用汉字书写店招的各种货栈、商号、酒楼、饭庄；耳闻得句句说笑、阵阵叫卖，南腔北调的中国方言，不由使人产生了一种回归故里的亲切感觉。

听到我由衷的赞叹，刘先生微笑着接口说：“教授，您要是过年来看，这里就更热闹了，到处张灯结彩、锣鼓喧天，贴春联、迎财神、燃放烟花爆竹。华人们都在这里聚会，舞龙舞狮和表演歌舞杂技，东方情调的浓烈，连外国人都被吸引得流连忘返，这更叫我们这些海外游子终日都有着‘不识庐山真面目，只缘身在此山中’的陶醉和眷恋啊！说实在话，唐人街发展壮大到今天，叫英国政府都要刮目相看，并十分重视。想想我们华人也真是很不容易，这是我们几辈人都在这里不屈不挠、流血流汗地打拼工作，团结奋斗的结果啊……”

“哈哈，看来大哥又要感慨万千了，教授，现在您该明白我大哥住在唐人街的原因了吧？唐人街上有我们华人的奋斗史，更有我们永远的中国情结，您说他能舍得随便离开这个地方吗？另外我还要回答您一个问题。”

此时的老冯一脸灿烂，无限自豪，“您在车上跟我说的那些伦敦名胜，其实我并不否认。但是，我认为那些被您比作‘星辰’的名胜中间，还应该有一颗明亮而耀眼的新星，那就是我们所有旅英华人心目中的骄傲——伦敦唐人街！”

小贴士

冠心病

冠心病是冠状动脉粥样硬化性心脏病的简称，也称缺血性心脏病。心肌的血液供应，来源于发自主动脉根部的左、右两支冠状动脉，这两条动脉及其分支常发生粥样硬化。早期无症状，中晚期冠状动脉管腔狭窄超过50%～70%时，致使心肌供血不足，甚至完全堵塞，出现明显的临床症状，包括心绞痛、心律失常、急性心肌梗死、心力衰竭和心脏骤停（猝死）等，这就是冠心病。

目前医学界普遍认为，影响冠心病发病的危险因素主要有以下几个方面：高血压、血脂异常、肥胖、糖尿病，另外还有吸烟、心理障碍等因素。

冠心病在临床上可表现为心绞痛、心肌梗死、心律失常、心衰和猝死。除积极预防和治疗外，冠心患者膳食应注意如下几点：

（1）控制摄入总热量，增加膳食中纤维素的含量。

（2）控制膳食中总脂肪量及饱和脂肪酸的比例。

（3）控制膳食中能引起血压升高的物质，如食盐等。

（4）忌烟、酒及辛辣刺激。

（5）饮食清淡，尤需注意晚餐不宜过分饱食。

常言道：生命在于运动。参加一定的体力劳动和体育活动，对预防肥胖、锻炼循环系统的功能和调整血脂代谢均有裨益，是预防冠心病的一项积极措施。

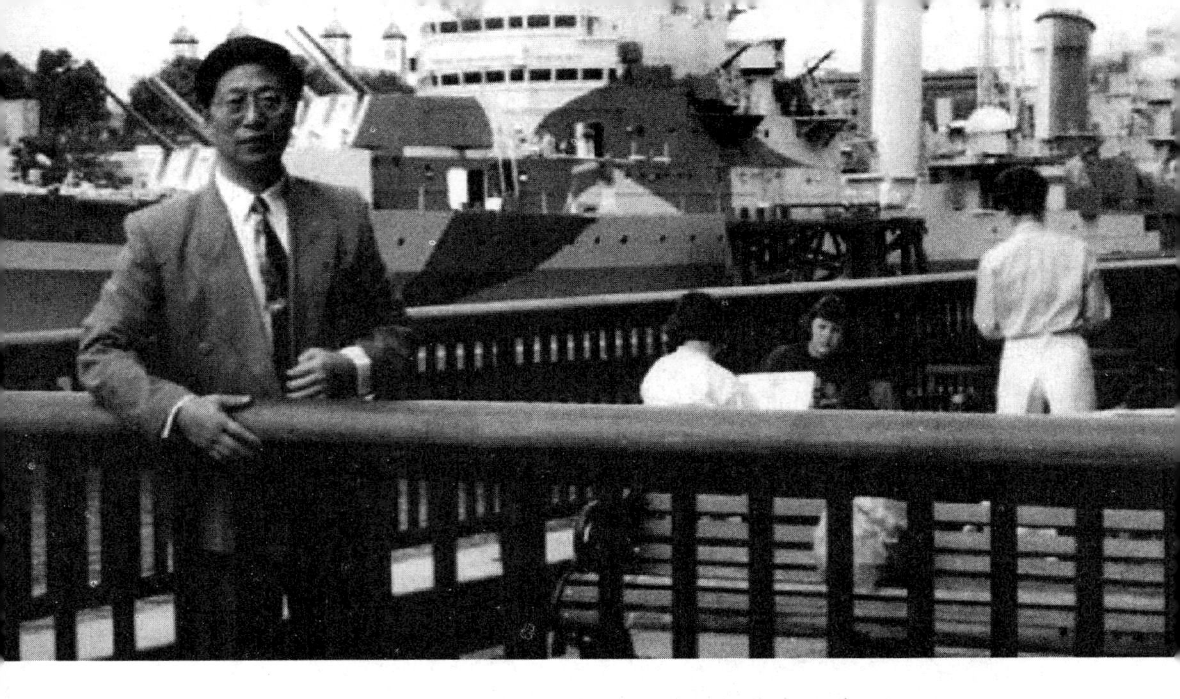

老兵霍夫曼

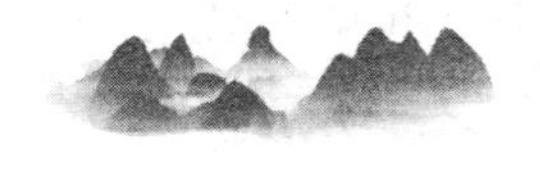

我沉吟了一下，叫菲利普找来了高浓度的威士忌酒，倒了一些在小碗里，然后用火柴沿着碗边将酒液点燃，瓦蓝色火苗幽幽地弥漫开来。我并拢右手的食、中、无名和小指，快速地插入火酒中，然后又快速地拔出，并用带有火苗的手指也快速地拍打着霍夫曼的伤痛处，这样反复地蘸着火酒，边做着拍打。约五分钟后，我又蘸取碗里已经熄灭了火苗的温热酒液，轻轻地摩、按着这片可能记载着惨烈战争的伤痕……

霍夫曼先生是我在一个特殊场合下认识的患者……

那天上午属于我的休整时间。这次来伦敦的时间久了，要紧急处理一些个人的事情，首先是要去理发。

说实在话，在国外理发是我经常一拖再拖的费难事情。这倒不是我节省，或是在强调工作的忙碌，而是因为几次异国他乡令我哭笑不得的理发经历，教我一想到理发，心里就有一种发怵的感觉……

在爱尔兰都柏林理发，走进的倒是一家大的店堂，但见到的四壁，除了有镜子的地方，到处都挂着爱尔兰民族的饰物，和昔日刀耕火种时的农具以及刀、剑、盔甲。置身其中，虽有一种杂乱的感觉，但也使人似乎感受到这个民族历史的悠久和民风的淳朴。

给我理发的是一个快乐活泼的小伙子，对我们这些外国人的到来，小伙子表现了极大的热情。他一边快乐地哼着小曲，一边手舞足蹈不停换用刀、剪在我头上忙碌着，似这样的折腾，教人不免心中紧张得拎拎的，但事到如今，只好紧闭着眼任其摆布吧。

理发小伙子的动作倒很麻利，显示出其熟练的手艺。随着一声脆生生的“OK”，我迫不及待地睁眼对镜照看：唉！原来虽说稍长，但还是多年都习惯保持着固定发型的一头乌发，此刻，说句好听的是如“梯田”般的参差错落，说句难听的则是长短不一、乱七八糟地铺陈在头上。

惊愕之余，要求小伙子为我整改。小伙子倒也十分宽容和大度，三番五次地在我头上下着功夫，可从我眼神中一次次看到沮丧和失望的他，最终也无奈起来。他敛容告诉我，他给我理的可是爱尔兰的正统发型啊。

忽然，他终于醒悟似的拍拍自己的后脑勺，指着旁边一些理发者的发型问我是否需要那样的，随其指示望去，真正几多惊异：有垂发理成小辫状的；有光头，寸发不留的；甚而有以发在头上刻画成各种字母的……天哪！不敢再提整改，付费后逃也似的奔出理发店……

葡萄牙里斯本的理发师是个年近古稀的老人，据他说马上就要退休了。老人对我说他去过澳门，友好地表示过欢迎后，立即戴起老花眼镜，对我的头部周遭端详了许久，我心中发毛地不知头部有什么不妥或不洁。

谁知老人一脸庄重地说，要为我塑造一个葡萄牙经典发型。也不知道何谓经典，反正是入乡随俗，我也只好装作不在乎地闭眼打起盹来。

迷迷糊糊中，刀剪声、吹风声、喷雾声，真感到老人是用尽了十八般武艺，倾毕生精力去完成什么心血之作一样。不由得产生一种好奇，亦想偷眼看看，但想想摘了眼镜的我，即使睁眼，亦是看不见什么名堂来的。

这种好奇在冥想中憋了许久，终于被老人慈祥的招呼解放了。镜中的我头发怪异地向前方昂扬突起，两鬓削剪得似峻峭的山崖，而头后顶这一部分又微微地耸立着，原本有心理准备的我，此际还是傻愣起来……

唉，没办法，这理发也是生活中的一件必须要做的事啊，我只好踟蹰着，再一次走进了伦敦贝斯兰街的一家大的理发店。

一走进这个理发店，低回、柔和的古典音乐马上迎宾似的向我拥来，店堂装饰极为整洁、典雅，墙壁上错落有致地挂着美轮美奂的宫廷油画。理发室里，除理发师和理发者简单的问候与问答，以及理发刀、剪的“嚓嚓”响，再不闻其余一点杂声。不知怎的，这让我步入其中，立即就产生了一种肃然和放心的感觉。

无言的昏昏欲睡中，也不知过了多久，直至耳畔轻轻地传来一声“please”时，定睛镜子中的发型，精雕细琢似的，真正一丝不苟，确实所谓的“绅士派头”。虽然付款时心里阵阵作痛，这个发理得价格不菲，是我在国内理两年发的钱了。但出得门去，人却感觉到十分精神，有一种“抛头露面”的欲望，不由得昂首挺胸，从容踱步。这作派，恐怕只少一根文明棍了。

可惜，这种理发后难得的美好心情，立即就被乘坐“巴士”时的遭遇破坏了……

“巴士”上的人并不是很多，车厢中虽然空荡荡的，但周围的座位也还是坐满了乘客。随着“吱”的一声关门响声，我收回向外眺景的目光，向上客的前门看去，一位装束花哨，但看来却有七十开外年纪的老太太，随着车辆启动的摇晃，正颤巍巍艰难地向我坐的后门这边走来，奇怪的是她没有一点向周围顾盼寻找座位或求援的意思，而更令我惊讶的是，她经过的座位亦没有一个年轻乘客为她让座。

“难道外国人就是这样冷漠吗？英国不是最讲究绅士风度的国家吗？”我这样想着，习惯性地迎着老太太站起来，并招呼着说：

“请到这里来坐！”“你以为有这个必要吗？”这个洋老太太居然对我的礼让非但没有一点好感，反而一脸冰霜，斥责似的向我大声嚷嚷起来。这是怎么回事啊？难道我哪里做错了吗？我一头雾水地呆怔在众多乘客探寻而更多是关切的目光里……

“绅士派头”的美好心情也已荡然无存，我有点神情沮丧地下了车。

“朋友，请等一下好吗？”突然，身后传来了一声浑厚苍老的招呼，我应声回头看去，原来紧随着我，从车上下来了一位西装革履的老先生，只见他瘦高的身材，清癯的脸上挂满了歉意，“是中国朋友吧？”

看到我肯定的点头，他笑了：“认识一下，我叫霍夫曼。看来我的判断是正确的，只有中国人才会有这样鲜明的敬老爱幼。刚才在车上的情况，我们都看到了，您的言行是值得我们尊敬的，我为我的同胞对您的失敬表示道歉。”说着，他诚恳地向我行了一个鞠躬礼。

“别，别……那位老太太到底是怎么回事呢？”

霍夫曼笑着继续说：“可能是您还不很了解我们英国人的习俗。在公共场合，除了主动的请求帮助，年长者都不希望别人把他们当作老人来看待，因为那样，他们心理上会有失落感，会感到别人是在怜悯他们，这是他们的尊严所不能接受的。当然，您以中国人的处世方式，在车上主动让座，大家都很清楚那是一种美德。可是，那位女士尊严感可能也太重了点吧，或者，她哪里有点不舒服？总之，她对您是很不礼貌的，我现在郑重向您解释一下，希望不要因此破坏了您对我们英国人民和伦敦的美好印象。”

哦，原来是这样，看来这是我不谙东西方文化差异出的错呢！望着彬彬有礼的霍夫曼，这才是真正的英国绅士作风啊！十分佩服中，我的心情豁然开朗，与他边走边聊了起来。

霍夫曼个子虽然很高，但我注意到他行走时步伐并不很大，甚至还有点跛行。尽管和我说话时他努力地一直保持着和蔼的笑容，但有时因不平地面的硌脚和失重，他眉毛一挑一挑的，显然是身体上哪里有着不适合的疼痛。

“您哪里不舒服吗？”出于职业的习惯，我关切地问。

“哦，老毛病了，这是‘二战’在我身上留下的纪念，这么多年了，疤痕处还是不时地痛啊！”

听着霍夫曼的轻声慨叹，我惊异地望着这个经过那场残酷战争的老人，并同情地说：“您有时间到我工作的诊所来吗？我可以为您试着治疗一下，希望对您有所帮助！”得知我是来英国工作的中国医生，霍夫曼十分高兴地接受了我的建议。

霍夫曼的伤处除小腿外，最大的几处却是在腰、臀部位。凹凸不平、纵横交错的猩红和紫绛的疤痕增生组织，使得这个部位真是“体无完肤”。我也算是见过许多伤病“阵势”的了，但此际，还是不由得倒吸一口凉气，而一旁年轻的菲利普医生更是惊讶得叫出了声：“您怎么伤得这么严重呢？一定很痛的吧？”

凭我多年的临床经验，这种因创伤造成的疤痕组织，虽说距离受伤时间越久，疼痛应该是较受伤时越来越轻的，但是由于疤痕本

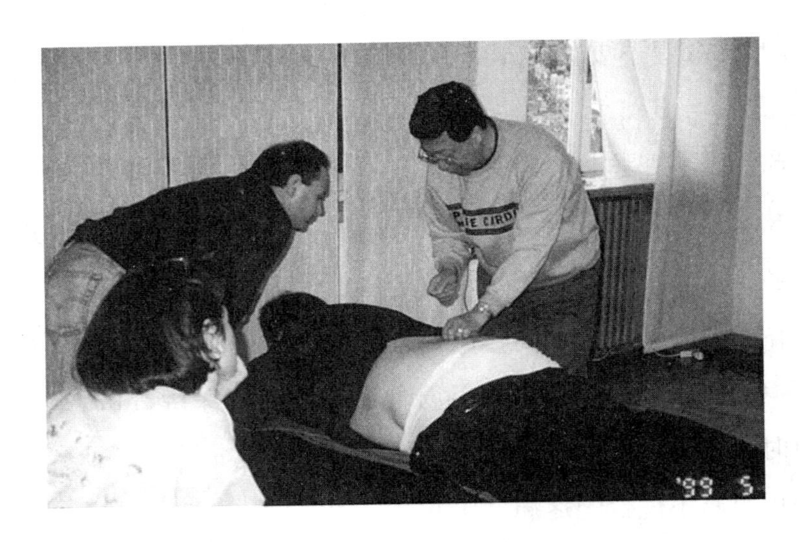

身就是肌体的一种非正常的增生组织，所以它就又是肌体的一个继发性病灶，会因肌体活动的牵拉，天气冷、暖的变化，甚至情绪以及不明原因的各种因素，而无时不刻地产生疼痛和麻木、灼热感等各种异样的不舒服。按照霍夫曼这样大面积的损伤，这么多年来，那他遭受的痛苦可想而知了。

看到脸色凝重，没有立即答话的霍夫曼眉毛挑了挑，我知道老人可能还有什么内心的隐痛，就知趣地避开了询问他当年受伤情况的话题，只问了问他现在病痛的情况。果然如我以上料想的一样，除了一直有牵拉的疼痛外，霍夫曼强调说，他感觉到寒冷时疼痛会加剧，并且局部麻木得比较严重。

我沉吟了一下，叫菲利普找来了高浓度的威士忌酒，倒了一些在小碗里，然后用火柴沿着碗边将酒液点燃，瓦蓝色火苗幽幽地弥漫开来。我并拢右手的食、中、无名和小指，快速地插入火酒中，然后又快速地拔出，并用带有火苗的手指也快速地拍打着霍夫曼的伤痛处，这样反复地蘸着火酒，边做着拍打。约五分钟后，我又蘸取碗里已经熄灭了火苗的温热酒液，轻轻地摩、按着这片可能记载着惨烈战争的伤痕……

治疗在菲利普的目瞪口呆和霍夫曼舒适的啧啧称赞声中结束了，我笑着回答“连珠炮”般提出问题的菲利普：“刚才，我用的是中医外治法中的火酒排打方法，这种方法对于因为各种原因导致的肌肉、骨骼伤损，尤其是对属于中医所谓因血、痰、瘀滞等造成‘阴症’的陈旧型损伤和顽痹麻木、疤痕冷痛效果是很好的，它的治疗原理不光取用火助酒热的性能，更是主要配合运用了中医推拿疗法中的比较刚烈的拍打手法，这样‘以阳制阴’的针对治疗，应该是有着立竿见影的效果。当然，这只是对缓解症状而言，稳定的疗效是需要一个较长过程的……”

“这种方法真够刺激，以后我也要采用！”我看着兴奋得跃跃欲试的菲利普，赞许地向他解释说：“当然，作为一个中医师，能够掌握这种方法也是很好的，不过，做这种方法时，也有许多诀窍和注意点。第一，酒不要倒得太多，以能蘸到操作手的第二指间关节处为标准。第二，整个蘸酒到拍打的过程动作要快，这样火苗很快就熄灭了，既不会温度过高，也能保持着酒热的性能。这第三嘛，是注意不要把火酒溅到患者身体的其他部位，以防烫伤……”说到这里，我笑望着菲利普一双西方人常见的汗毛浓密的大手，“不过，你手上的汗毛太长，要防止‘惹火烧身’的话，依我看，治疗前你还得‘忍痛割爱’，把它剃掉才行呢！”“那我可就要考虑了。”看着菲利普有点泄气的样子，我和霍夫曼都不禁地笑了起来。

霍夫曼是这天下午的最后一位患者。治疗结束后，天已经傍黑，老人盛情邀请我和菲利普去喝咖啡，并说明要带我们去一个非常美丽而有意义的地方……

泰晤士河九曲十八弯，静静地流过古都伦敦。霍夫曼带我们来到它从河口数来的第一座桥，也就是世界著名的伦敦塔桥旁。坐在桥畔的露天咖啡厅，可以看到亮丽灯光的投射下，以蔚蓝色为主体的桥身金属侧面，在嫣红晚霞的辉映中，显得那样的壮丽辉煌。

而当我把视野再向远一点拓展，一艘巨大的老式战舰立即跃入我的眼帘。见到我的疑惑目光，霍夫曼呷了一口咖啡，缓缓地说："这是我们英国参加过'二战'的'贝尔法斯特'号战舰，它在德国纳粹挑起世界战火时，作为英国海军主力旗舰开始服役，经历了无数次战斗，直到射出海军在欧洲战场上的最后一发炮弹。可以说，它就是那场世界性战争的直接见证人，所以，战后它退役时，即被人民要求停泊在这里，作为战舰博物馆向世人开放。"

见我和菲利普都在静静地聆听，霍夫曼叹了口气接着说："战争对你们来说，可能是陌生的，可是对于我们这一辈经历者，始终是一场刻骨铭心的噩梦。战前，我是一名机械工程师，也是一名国际象棋选手。当时，我和美丽的妻子、可爱的儿子生活得十分幸福。可是，战争一爆发，这些都不复存在了……我被征召入伍后，就在'贝尔法斯特'战舰上服役，艰苦恶劣的生活条件，血与火中的出生入死，叫我们整天都感觉是颤栗在苦难和地狱中。

“让我永远都不能忘记的是，我们的战舰和德军的主力舰‘沙恩霍斯特’号在海上殊死血战结束时，我拖着受伤的身体从伙伴们的尸体堆中爬出来，亲眼看着被我们击中的‘沙恩霍斯特’号像醉汉一样一头栽进大海，全舰一千多名德国士兵几乎全部都做了殉葬品。当少数幸存者被我们人道地救援后，他们流着感激的泪水，撕心裂肺地唱起的一首不知名的歌，‘水兵的墓上不开花，我们不要战争啊，妈妈……’那悲怆的旋律和着呜咽的海风，使人心灵感到了巨大的震撼和共鸣。是啊，人民都是反对战争的，战争毁灭了多少人类文明，又造成了多少家破人亡的痛苦啊……”

说到这里，霍夫曼的声音有些哽咽：“我就在那次伤后复员，才知道了我的妻儿在敌机轰炸伦敦时已经死去……”泪水浸溢在他的眼角，我一时惊诧无言而又同情地望着霍夫曼，老人接过菲利普恭敬地递上的面巾纸，大家都久久地沉默着……

“此时无声胜有声”中，黄昏的脉脉斜阳把璀璨的光辉涂抹在“贝尔法斯特”号舰身上，塔桥和泰晤士河畔一片繁华。和平时期的人民是多么的幸福，然而，这样的幸福跟战争相比是那么的渺小，那是一个黑洞，会吞掉无数人的幸福啊……

“请原谅我的冒昧，”菲利普打破了沉默也扯断了我的思绪，“霍夫曼先生，您经常来这里吗？”“是的。”霍夫曼老人肯定继而又深情地回答说，“我和我的几个老战友们约定，我们的有生之年都将在这里看守着这只战舰，向来这里参观的各国游人们讲解战争的残酷，也会向他们献上我所酷爱的国际象棋诞生时的祝愿词：愿地球上所有的战争都放到棋盘上，愿世界只有和平，只有欢乐！”

小贴士

中药热敷法

热敷法可分为干热敷和湿热敷。具体的常用操作方法如下：

1. 干热敷

又称温熨法，即将所用药物研成粗末，放入锅内炒热（或加白酒、醋等佐料拌炒）或隔水蒸热后，装入一布袋中（亦可先装袋后再蒸），取药袋趁热势熨摩特定部位或患部，可用来治疗痛症、寒症和疤痕增生等，使用时要注意药温适度，防止烫伤皮肤。

2. 湿热敷

又称浸渍法。浸，就是将患部（如四肢）浸泡在药液中，一般 20 ～ 30 分钟为宜；渍，就是外洗后，再用手巾浸药液，稍拧干趁热敷于患处，以利加强疗效，同时也可加以拍打，以加强手法的治疗效果。个人经验通常用的湿热敷方法则是根据不同病情，选用一些具有祛风散寒、温经通络、活血止痛的中草药，置于布袋内，扎紧口袋，放入锅内，加适量清水煮沸，趁热将毛巾浸透后绞干，叠成方形或其他形状（视热敷部位而定），敷于患部，一般每日 1 ～ 3 次即可。为了减轻热刺激，加强热量渗透，可在热敷时施以拍打手法。亦有在患部先用擦法，使毛孔开放，随即施以热敷，从而提高疗效。

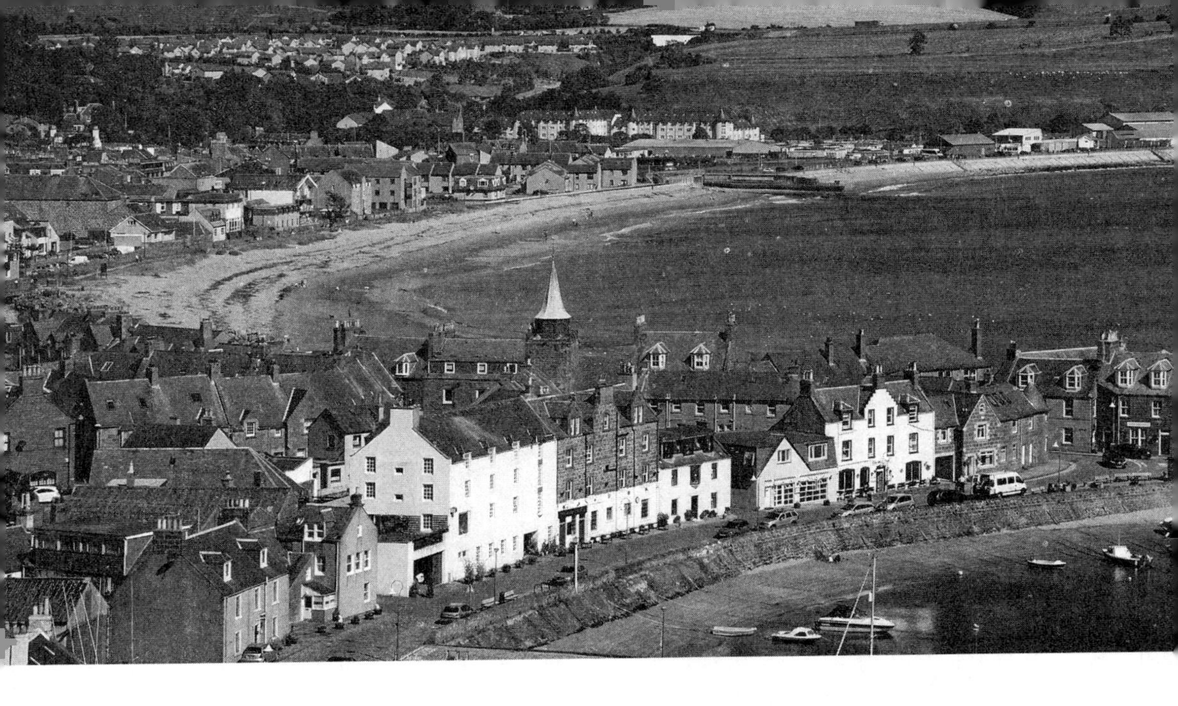

重返阿伯丁

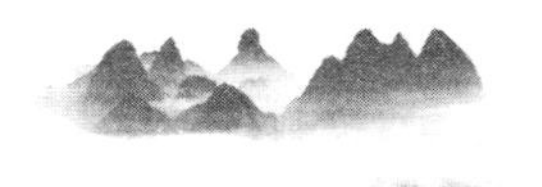

“啊，教授，B超检查显示，凯瑟琳的胎位已经转成顺产位了，这个奇迹使得这里都快沸腾了！艾琳医生不光带来了医疗委员们，而且还请来了报社和电视台的记者，现在，艾琳医生要和您通话……”

英国在世界民族之林中的桀骜不驯，还表现在它的地理上。地理概念中，英国属欧洲，但它却主要是由东濒北海，西临大西洋的大不列颠群岛再加上爱尔兰岛的东北方一隅，骄傲地自成一体，南向隔着英吉利海峡睥睨群雄似的与欧洲大陆遥遥相望。

而在它总面积不大的二十四万平方公里土地上，地形地貌又是那样不肯落俗地别具一格。除北爱尔兰岛外，主体的大不列颠岛又由威尔士、英格兰、苏格兰自西渐南向北，平原、山区、高地，由低渐高地拓展。最有特色的是北方的苏格兰高地，在它的西北部有着雄伟壮美的自然风景，冰川时代留下的绵延的火山岩，兀峰峻峭，白云缭绕，陡落的静谧山谷中，烂漫盛开的美丽石楠花，五彩缤纷地漫向广袤的原野，孤寂的天高云淡中，一曲深远悠长的苏格兰风笛，随风飘落向地形渐而舒缓、万川汇海的东北方……

阿伯丁就是苏格兰东北方濒临北海的一个小城。虽然同属北方高地，但由于地形高低的落差，再由于海洋性温带阔叶林的特殊气候，这里较西北部显得湿润温和，风光绮丽。除了花岗石建筑、成荫的绿树、浓密的芳草和盛开鲜花的古城之美外，在这个小城的海边，还环绕着一圈宽广的金色沙滩，沙粒细匀，柔如软玉。而这里的夏天就更加惹人喜爱，天气犹如初秋，凉风习习，赤脚徜徉在蓝天碧水映衬的浅草平沙上，那是令人何等的神清气爽，那种赏心悦目的沙滩之美又是教人何等的深刻留恋和难以忘怀……

我又一次重返阿伯丁，是因为收到了这个美丽城市发来的请柬。

晚点的电气火车滑行着，悄无声息地刚在站台上停稳，凯瑟琳就欢快地迎着我小跑了过来："啊哈，老师，您好吗！很对不起，广播中说了，今天是铁路工人因为要求提高工资而闹罢工，所以造成了火车晚点。我们要向您道歉了，希望您能原谅的同时，也让我高兴地告诉您，因为晚点这么一个小时，按照惯例，您除了将得到全额车票的赔偿外，还会获得一次免费在英国境内旅行的机会呢。"

"哈，凯瑟琳，见到老师的喜悦，难道就让你把我和爱丽丝都扔下不管不顾了吗？"随着笑声，高大的费尔南推着婴儿车也来到了我的身边。

"让我看看你们可爱的小宝贝！"亲昵的家庭似的温馨氛围，顿时拂去了我的旅途疲惫，"啊，多美丽的小天使啊！"我由衷地赞叹着，一头金色卷发的爱丽丝，白净粉嫩的小脸上，蓝色大眼睛含笑地忽闪着，咿咿呀呀地伸出两只胖嘟嘟的小手，丝毫不怕生地让我抱在怀中。

"教授，真是感谢您，要不是您的治疗，这个小坏蛋就要叫她妈妈吃苦了呢！""不许骂我的小爱丽丝。"凯瑟琳娇嗔着从我手中接过孩子，望着她一脸的幸福，我不由得微笑着回忆起了往事……

凯瑟琳专程到南京向我学习过中医，可以说是我得意的嫡传弟子。去年我刚来到伦敦，就在房东希茜太太家中见到她委托花店献上的鲜花，她未能亲自到伦敦看我的原因是，那时她已经怀孕并且很快就要做妈妈了。

在伦敦的工作是忙碌的，但我们师徒之间一直保持着联系，可是一天晚上，电话的那端，传来了她紧张的声音："老师，今天我又去医院做产前健康检查，医生说我的胎位还是不正，要是到生产时再不能够纠正，就要剖腹产呢，您看中医还有什么办法吗？”听着凯瑟琳略带哭腔的求助，我决定去一趟阿伯丁。

妇产科学里的知识，胞宫羊水中的胎儿，由于头比身体重，所以胎儿呈头下臀上的姿势，这种姿势最有利于顺产。若胎儿横卧在宫腔，叫横位；臀在下方，坐在宫腔里，又叫作臀位，如此等等都叫作胎位不正，这些都不利于胎儿的出生，严重的还会造成产妇和胎儿的生命危险。

常说的“十月怀胎，一朝分娩”，这十个月的孕胎过程，在妇产科学中是以42周来计算的，30周前，也就是怀孕在7个月左右，胎位如果不正常，这时因为胎儿体形小，胞宫内羊水较多，胎位还会自行或“人为”纠正。但30周以后，胎位仍不正常，因为这以后胎儿很快就要“着盆”，就是进入孕妇的盆腔，到那时因为空间狭小，胎位相应固定，就不太可能以其他方法再来“改动”，那只有一种方法，也就是传统的“人工助产”和现代社会所力主的“剖腹产”的方法了……

现代医学人为纠正胎位的方法，一是由孕妇自行采取胸膝卧式的锻炼，再就是由医生帮助做体外胎头转向术。但是这两种方法都有很大的缺点，第一种是产妇不易坚持且效果不明显，后一种虽说成功几率较高，但也存在着造成子宫破裂、胎盘早期剥离，危及胎儿生命的风险。

凯瑟琳怀孕已经近30周了，异于常人的腹部膨隆，看来还是一个巨大儿呢，我对费尔南开玩笑说：“是你给凯瑟琳营养太充足了啊。”“就是这样的，他巴不得马上生下一个儿子就能和他一起踢足球呢！”凯瑟琳嘴上恨恨不已，但脸上却挂着幸福笑容，我和费尔南不约而同地一起笑出声来。

“老师，我从怀孕25周时就开始做自行转胎的锻炼了，但一直没有效果。虽说我的保健医生艾琳做体外转胎术很有经验，但我还是不想让我的小宝贝冒一点点的风险，可是以后做过剖腹产手术，我又担心一下不能哺乳我的小宝贝了呀！”我十分理解这个年轻母亲的复杂心情……中医里转胎的方法倒是有许多，烂熟于心的一个中药转胎方，也曾在临床上验证过，想了一想，我还是决定用针灸的方法为凯瑟琳做转胎治疗。

没想到我行医许多年，这次小小的治疗，是在别人监视下进行的……

按照英国的医疗制度，公民都享受着国家的医疗网络的关注，每个人都有着固定的保健医生，看病首先要在自己的保健医生处进行，而个人的其他医疗行为也一定要得到其认可和同意，这对于孕妇尤其严格，因为她孕育的小生命，不只属于父亲和母亲。

艾琳是一个很有资历的医生，这不光是从她的年龄上可以看出，重要的是她还担任着阿伯丁社区医疗委员会的主席，据说她倾心尽力于工作，更热衷于社会的公众事业，在阿伯丁很是有点名气和威望。她很严肃地听完凯瑟琳的要求，用有点倨傲和审视的目光转向了我：“您真的认为用针灸方法对凯瑟琳和婴儿都没有伤害吗？”呵，这老太太责任心倒是很强，对我们中医还是持有点戒心和怀疑呢，看来我还是先要向她费点口舌！

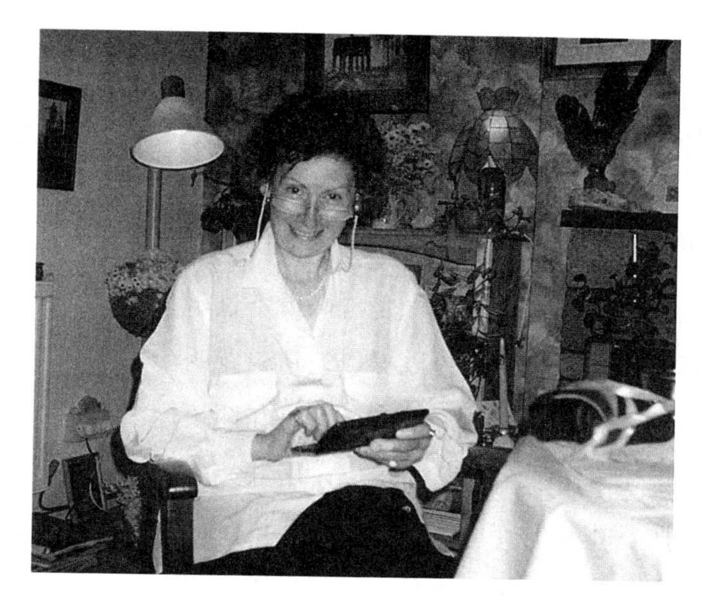

“我想您会赞同我的一个说法，就是认识一个科学事实的既成和存在，应当取决于它的历史验证和社会的影响及认同。简单地说，中医已经自成体系地存在了近三千年，这在世界上是绝无仅有的，以后的日本汉方医学、印度、越南、韩国等等的民族医学发展，都公认是从中医中汲取了营养，而奠定了基础。就连你们目前西方医学中的物理疗法也是从中医的一些治法中得到了启发，这些就足可以证明中医的伟大和不容置疑的作用了吧？至于针灸又是中医多种疗法里更具有世界性的一种方法，疗效的显著和适应症的广泛，想必您更会有所耳闻。”

看着艾琳专注倾听的神情，我继续婉转地说：“用针灸转胎，临床验证效果也很明显。因为操作中我们是根据经络理论选取肢体远程的穴位，而针具又是采取一次性的无菌针，那么伤害之说，是根本无从谈起的，在目前没有其他方法的情况下，我们不妨给凯瑟琳试试，您说好吗？”艾琳显然听出了我委婉中的潜台词，有点无奈地妥协说：“好吧，既然凯瑟琳也愿意个人负责，那么您就试试吧！”看来艾琳医道江湖确实走得老到，医疗责任首先就分摊给我和凯瑟琳了。

其实，要说起针灸转胎来是再简单不过了，一般情况下，医生只要告诉孕妇和其家人就可以操作，这只要叫孕妇端坐或是仰卧平睡，选取的一个转胎特效经验穴，就是在两边足部小趾外侧趾甲角旁约 0.1 寸处叫作“至阴”的穴位，用针灸术中特用的艾条，点燃后熏烤，医疗术语叫作“灸”的方法，以孕妇能忍受为度，一般每天灸两次，每次十五至二十分钟就可以了。

鉴于凯瑟琳已明确检查出是胎位不正中比较严重的“臀位”，又是在对疗效持有怀疑的艾琳的注视下，我就更加抖擞精神，先用针灸的毫针在凯瑟琳的两足内踝上四横指胫骨内侧面的“三阴交”穴，各刺入了一针，在针尖向上的情况下，加强了提插捻转的手法，直到凯瑟琳说针刺的一种酸、麻的感觉从小腿一直向大腿内侧放射时，我才留针在穴位中，点燃了艾条去灸她两侧的“至阴”。

二十分钟后，我在艾琳的惊愕中结束了治疗。“这样就可以了吗？”我知道艾琳话中有话，“难道这样简单的治疗就会产生转胎的效果吗？”

我笑了，中医的博大精深，往往就表现在这深入浅出、执简驭繁上，先且不要小看了我这一针、一灸的两个穴位，要是小题大作的话，从经脉循行、选穴配伍、针灸角度、行针手法等等去侃侃陈述，那可就是一篇洋洋洒洒的大文章了，只简单通俗地概括，也能点睛地描绘出它的十分精彩：这“至阴”穴是人体上最长一条经脉的“井”穴，顾名思义就是经气所出的源头，而“三阴交”又是脾、肝、肾三个脏器精华所聚的交会处，着意针灸这两个穴位，所产生汩汩经气精华的集合，就会在经脉的约束和运送下，鼓动成了胎儿在胞宫中腾、挪、伸、展的动力。当然，解释这种现象，现代科学就更加让人信服，科研观察中初步证实，针灸上述的两个穴位，可以促进人体肾上腺素的分泌，而这种激素不光可以增加母体肌肉收缩的力量，也可促进胎儿在子宫中的活动，这两种动力学因素的结合都有助于胎位的自动转正，这些，我想艾琳一点就通。但是，中医那些“祖师留下真学问，说来原是惊煞人”的个中无比精妙的道理，还不是局外人一下能够洞晓和参悟透的，此时向她解释好像是多余的吧……

我是有用针灸转胎的实践和良好的疗效，但也确实没想到这次对凯瑟琳治疗是那样的立竿见影。说是腹中动作了一夜的凯瑟琳，一早就去了医院，我倒是也还紧张了一下，别是因为针灸导致了凯瑟琳“早产”什么的，那我个人贻笑大方事小，损了中医的名声这才有愧呢。

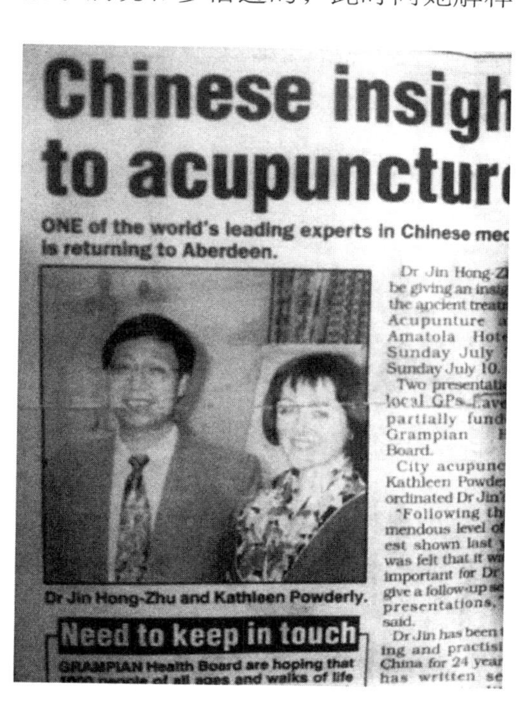
Chinese insigh
to acupunctur

ONE of the world's leading experts in Chinese mec
is returning to Aberdeen.

Dr Jin Hong-Zhu and Kathleen Powderly.

Dr Jin Hong-Z
be giving an insi
the ancient treat
Acupunture a
Amatola Hot
Sunday July
Sunday July 10.
Two presentati
local GPs have
partially fund
Grampian H
Board.
City acupunc
Kathleen Powde
ordinated Dr Jin'
"Following th
mendous level o
est shown last
was felt that it w
important for Dr
give a follow-up se
presentations,
said.
Dr Jin has been
ing and practis
China for 24 year
has written se

Need to keep in touch

GRAMPIAN Health Board are hoping that

静下心来仔细回想了一下昨天治疗的每一个细节，真正觉得没有什么疏忽地方的时候，果然等来了费尔南从医院打来的报喜似的电话："啊，教授，B超检查显示，凯瑟琳的胎位已经转成顺产位了，这个奇迹使得这里都快沸腾了！艾琳医生不光带来了医疗委员们，而且还请来了报社和电视台的记者，现在，艾琳医生要和您通话……"

电波的另一端嘈杂声静下来的时候，传来了艾琳不再矜持而是显得激动的声音："让我怎样向您表达我此刻的心情呢？教授！您使我亲眼目睹了一个美妙的神话，我将荣幸地成为这一神话最有发言权的证人，出现在今晚的电视新闻和明天的早报上。了不起的中国医学即将被我们清醒地认识，也希望将给我们阿伯丁人民带来医疗和保健的福音！刚才我和我的医疗委员们达成了一致的共识和决议，即正式和诚恳地邀请您，在您明年方便的时候来我们这里讲学和医疗，阿伯丁将以最大的热情欢迎您……"

由于工作的安排，去年来到阿伯丁只是两天，第三天清晨，我就急匆匆地踏上了伦敦的返程。临行的时候，除了凯瑟琳、费尔南夫妇，艾琳还带着她的十几个同事们一起到车站送行。前一天晚上聚会时，大家相见恨晚的热情谈话，医学无国界的迫切交流，让我们在车站分手时都像老朋友一样惜别依依了。记得当时火车开动时，我的心头沉甸甸的，一直被"浮云游子意，落日故人情，挥手自兹去，萧萧班马鸣"的古诗情绪萦绕着，虽然这首诗的意境并不完全能贴切当时的人、事和场景。

而今天我是正式受艾琳她代表的组织之邀来到阿伯丁，并将在这里工作两个月的时间，可是怎么只见到凯瑟琳一家三口呢？见到我无声的顾盼，凯瑟琳和费尔南笑着交换了一下眼色，带领我随着下车的人群向车站门口走去。

一出车站大厅，眼前豁然开朗，我刚贪婪地深吸了一口阵雨后像掺了薄荷一样的清冽空气，还未来得及放眼一下这个海边城市夏日“雨后复斜阳”的美妙景致，耳畔就忽然响起了一阵热烈的掌声，循声看去：哦，艾琳、罗伯特、丹尼斯、丽薇亚……一张张似曾相识的笑脸都写满了阿伯丁人对我真诚热情的欢迎。

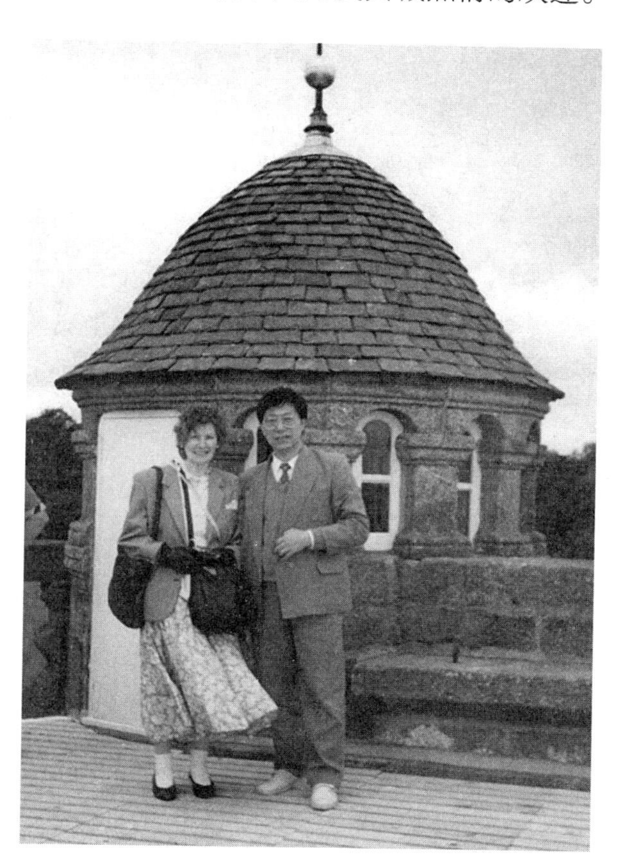

小贴士

胎位不正

胎位不正的确诊，是指妊娠8个月后，在检查中确定胎头并不在下腹部，常见有臀位、横位、足位等。其原因可能是由于子宫发育不良、骨盆狭小、胎儿发育失常等等原因引起。此时，除遵照医嘱继续体外方法矫正外，还应注意以下事项，即：

1.患妇不宜久坐久卧，要增加诸如散步、揉腹、转腰等轻柔的活动。

2.忌寒凉性及胀气性食品，如西瓜、螺蛳、蛏子、山芋及过多豆类、奶类、糖等。

3.保持大便畅通，最好每日大便。

4.胎位不正在孕育中常见，多在胎儿着盆也就是8个月前，多能自动或是医疗帮助下转为顺产胎位。而对于胎位矫正的方法，中西医都有一定的方法，中医针灸类非手术特色更见其长。

薪火传承到天涯

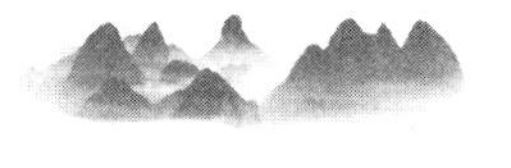

我毫不犹豫地在芭芭拉健侧的左肩部的肩髃、臂臑、曲池、外关、合谷等几个穴位连续地刺入了毫针，谁知一旁的艾琳急忙拉着我的衣角，耳语般急切地说着："NO，NO!她是右肩疼痛，不是左边！"……

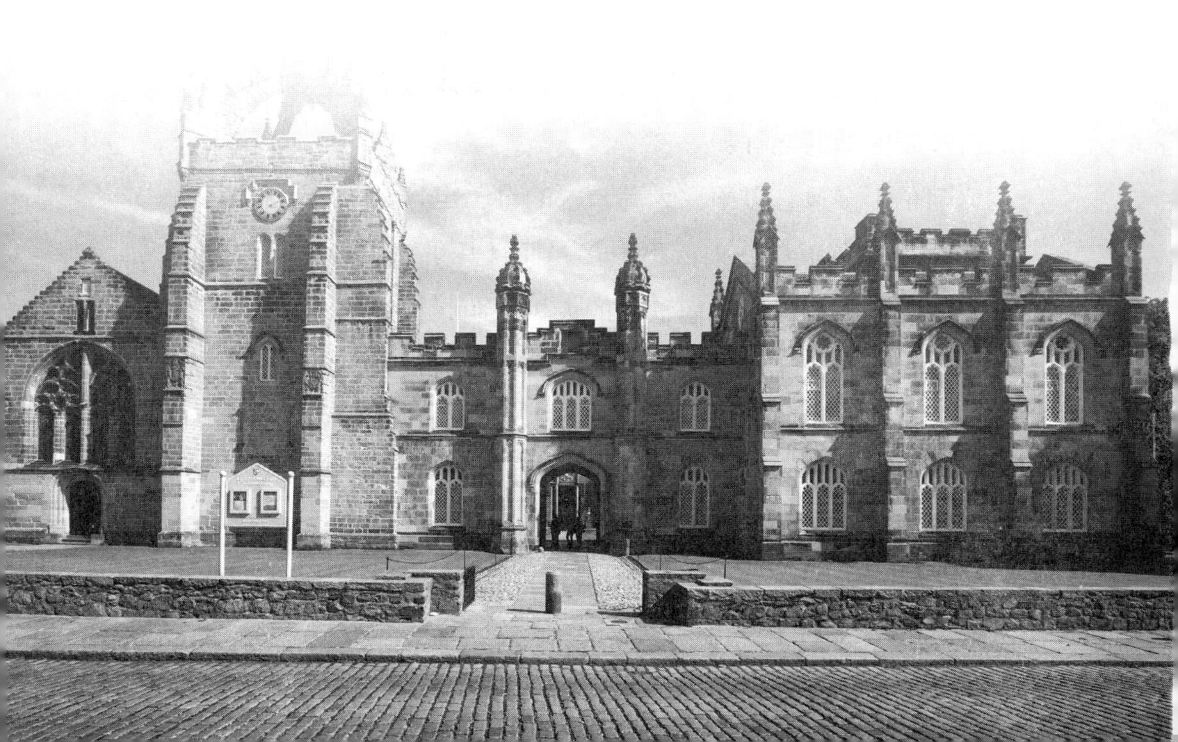

按女弟子凯瑟琳当年在中国学习时的描绘，她的家乡阿伯丁，可真算是在“天涯海角”了。首先它是位于大西洋中的不列颠群岛上，继而又是在这个岛国的北方高地最边陲的傍海处……但是，一旦置身于这个异国他乡的偏远小城，才对我们中国古谚“山不在高，有仙则名，水不在深，有龙则灵”的感悟，又多了一些更深层次的理解。

阿伯丁虽小又很偏远，但却很有名气，这不光是由于她独具一格的地形地貌和自然天成的美丽风光；也不完全是随着近代欧洲北海油田的开发，在这里形成的勘探基地和物资设施中转平台带来的繁荣；阿伯丁真正为世人瞩目，还是她悠久的历史和深厚的文化底蕴。而最能说明这个问题的是这个地域虽小，人口只有二十万的偏远小城，却有着一所具有五百年历史，近万莘莘学子的阿伯丁大学。

走进阿伯丁大学，所见的尽是巨石奔云的浑厚建筑，巍峨壮观，不可一世；马里谢尔学院的体育馆虎踞龙盘，雄浑壮阔；而建于十四世纪的国王学院的巨型钟楼，更是孤傲不群，高高地耸立在纵贯校园的迪河之畔。

阿伯丁多风、多雨。天高云淡的日子里，这个建于中古的大学城，风光艳色不只使人目不暇接，而且几乎完全占据了人的心灵。古典祥和的校园内，苍翠欲滴的大树浓荫，把绒毡一样的小草映衬得更加碧绿。几泓漾漾湖水波光粼粼，水流云飘，条条曲折蜿蜒的小径更是幽雅绝尘，宁静致远得令人无限遐思……站在著名的圣马恰尔大教堂上，看金色阳光把气象恢弘的基督学院礼拜堂烘托得更加庄严堂皇。而微风中，典雅纯朴的大学图书馆墙头的紫红牵藤，也越发显得凝重与活泼并具，总是那么徐徐自得、柔情万种，昭示并散发着浓郁的书香和文化的气息。

重返阿伯丁是在一个周末的下午，我就在曾是这个大学的高材生，现今又兼职着客座教授的艾琳的引导下，参观了她十分引以为骄傲的母校。看到我浓厚的兴趣和对她母校的啧啧称赞，艾琳十分自豪地说："阿伯丁大学一流的教育质量，不光是吸引着我们英国本国和欧洲各国的学生，在世界范围内都有着很大的影响，校内还有着其他洲际以及许多你们中国的学生呢！"

看到我的惊喜，艾琳又笑着补充说："还要告诉您的是，这所大学教师队伍里，就有你们中国山东移居来这里的一对周姓夫妇，而他们真的可以说是这里中国学生的领袖人物，他们家也是这些中国学生的聚集地呢。""哦？我什么时候能见见他们呢？"我一下被激发了好奇和兴趣，让艾琳十分得意起来："看来我的安排是十分正确的，今天晚上，我就将带您去参加在周先生家里为您举行的Party……"

说是周末不工作的，但艾琳歉意地向我解释，两个已痊愈的患者次日即将到外地度假，一位是临行前还想请我为他治疗一下以巩固疗效，另外一位是要向我辞谢。既然这样，我也只好随着艾琳驱车返回了诊所。

送走首先前来复诊皮肤瘙痒症的盖夫特警官，等了一会，天色有点阴暗下来，我惦念着那个华夏儿女的聚会，不停地看着手表，"看病可以，道谢就不必要了吧！"艾琳好像看出了我的想法，眨眨眼笑着对我说："这个患者的辞谢是一种礼节，到也是无可无不可，可重要的是陪她来道谢的，可是我们阿伯丁的一位重要人物啊！"

教堂钟声六点准时敲响，这时诊所门铃也随之传来"叮咚"的呼唤，艾琳有点兴奋地应声前去开门。"是谁叫艾琳这样高兴和神秘呢？"我的思忖随即被前院传来的一串熟悉的笑声打断，哦，是芭芭拉……

当雍容华贵的芭芭拉第一次来到诊所请我看病时，她含蓄的微笑和优雅的举止，让我当时还困惑了一下，还真是未想到她突然起病的肩周炎是那样的严重。

其实就肩周炎这种疾病来说，确实也没有什么大不了的，只是一个好发于五十岁左右的人群（中医认为是由于这个时期体内正气虚弱），外因风、寒、湿等邪气入侵，导致所虚之处的肩部气血逆乱、淤滞而成的一种病症。现代医学解释则是因为这个年龄阶段身体内分泌功能失调，激素水平下降而产生的肩部无菌性的炎症。这个疾病虽说是有一定的自愈性，现代医学也会以激素封闭疗法和理疗方法控制或治愈。但是，对这种常见病治疗中，起病时的炎性疼痛和后期的肌肉萎缩两大难点却是叫许多医生束手无策的。

芭芭拉的右侧肩周有着急性期炎症典型的剧烈疼痛，这从我为她的患病肩部做功能检查时，她突然失态地叫出声来可以看出。随诊的艾琳告诉我，芭芭拉因为肝肾功能不好，医生不敢随便地给她使用激素和止痛的药物，理疗方法也一直未能奏效。所以，芭芭拉的肩周炎发作半个多月了，肩部疼痛和功能障碍对她的生活和心理都造成了很大的影响……

这种病症在临床上的治疗，说句不自谦的话，对于我来说，可真是小菜一碟，也正所谓是“司空见惯寻常事”了。我毫不犹豫地在芭芭拉健侧的左肩部的肩髃、臂臑、曲池、外关、合谷等几个穴位连续地刺入了毫针，谁知一旁的艾琳急忙拉着我的衣角，耳语般急切地说着：“No，No！她是右肩疼痛，不是左边！”我望着艾琳意味深长地笑笑，又在芭芭拉的右膝外下方腓骨小头下的凹陷处的阳陵泉穴刺入了长长的一针。

留针过程中，我一边轻柔地在患者的右侧患肩做着摩、擦、搓、抹等的气功推拿手法，一边对着一脸困惑的艾琳解释说：“我现在的治疗，可能让你觉得不可思议，是吧？其实，这是你对我们中医针灸的治疗原理还不了解。首先，针灸依据的经络系统，主干的十二经脉都是纵行人体四肢和躯干上下，两侧对称的。由于经脉中经气的流行和互通，所以在治疗时，一些特殊情况下，往往就会采用一种好像错位取穴的治疗，其实这种‘右病左治，左病右治；上病下治，下病上治’的操作，自古就有，被称作为‘缪刺’法。根据病症的需要，在临床中使用，往往有着十分满意的效果。你看，芭芭拉现在这种病情，她患病的右肩已经这样疼痛，就不适合再在局部治疗了，那样反而会加重病情的。至于取膝下的阳陵泉穴治疗肩周炎，这是一个有效的临床经验方法，不会使用针刺的话，用手指按压这个穴位，一样也会起到良好的效果。”

看到艾琳似懂非懂的样子，我只好笑笑不再讲下去，快速地为芭芭拉取出体针，又在她的左耳神门、皮质下、肩和肝区等几个耳穴上贴上了耳穴压丸，并医嘱芭芭拉肩痛时经常按压。

记得是治疗的第二天，刚到诊室，艾琳就兴奋地告诉我："啊，教授，虽然昨天我未能听懂您的讲解，但我只是坚信一点，疗效才能说明一切。现在我信服地向您报告，芭芭拉在电话里告诉我说，昨天夜晚她睡了生病以来的第一个好觉呢……"嗬，这个艾琳还真是鬼得很啊！

七次治疗就叫芭芭拉彻底摆脱了肩周炎痛苦的磨折，难怪她此时笑逐颜开地来到我的面前："……不知道怎样才能表达对您的感谢，在我合家即将快乐地外出度假时，我想就把这个致谢的任务交给我的丈夫，因为明天开始，他就将幸福地享受有我的陪伴和照顾……"电视和报纸上早就多次见过了，不用艾琳介绍，我马上就认出了芭芭拉身旁那位高大魁梧的中年男子就是阿伯丁市最具权威的官员鲁乔。

"您好啊，尊敬的教授，早就听说您在我们阿伯丁演绎的许多医疗故事。我接受艾琳女士的建议，本准备在出席医疗委员会为您举行的答谢宴时，再代表阿伯丁人民向您表示衷心感谢的，可是今天我不得不提前向您做这个预演。因为确实像芭芭拉所说的那样，我虽然未直接请您看过病，但我却是您治疗的最大间接受益者……听说您马上就要去参加我的中国校友们的Party，也请您转达我对大家的问候，并告诉他们，阿伯丁大学向世界传授着科学知识，但更感谢也更期待着接纳你们伟大中国更多的古老文明和优秀文化……"

到达周先生家中时，已是华灯初上了，楼下偌大的客厅里，早已聚集了二十多位黄皮肤、黑头发的龙的传人，一问之下，有上海的、河南的、北京的、内蒙的、香港的，还有台湾的，最使我喜出望外的，这其中竟然还有着我们江苏南京的老乡！常说“老乡见老乡，两眼泪汪汪”，此际满座的中国人，个个看着都亲切，人人见面都可爱，虽说是还不至于唏嘘泪下，但这胜似“他乡遇故知”的异国相见，人生快事，还真正叫人激动不已呢。

主人周先生是个敦厚的长者，来阿伯丁大学担任数理教授已经快三十年了，周太太更是一位具有东方贤淑品行的女性，她在大学实验室里工作。艾琳介绍到她时，她正在厨房里忙碌地张罗着，据说为了这次聚会，她早晨还自己磨了豆腐……

摇曳的烛光辉映着顶灯的辉煌，浓郁的葡萄酒香合着丰盛的中国饭菜鲜美的气息，荡漾撩拂得大家都逐渐停下了各自热烈的话题，“就请先生早点宣布宴会开始吧！”活泼的北京姑娘小江，作出一副馋样，催促着正和我漫话古今的周先生。“看你急的，再等一会嘛，姥姥还没来呢！”一直安静地坐在我们旁边的内蒙小伙霍山此时接过话头，小江不好意思地吐了下舌头，旁边的人都友好地笑了起来。

“姥姥？”周先生笑着向我解释：“哦，他们说的是我的岳母，她对在座的各位都很慈爱，大家都十分尊重她，也就和我们家庭统一地称呼她姥姥了。老人家便秘有许多年了，这半年来，服药和灌肠都起不到什么效果，可是，经过您的高足凯瑟琳中药加上针灸、推拿的综合调理，最近很有起色，现在凯瑟琳正在楼上为她治疗呢……”周先生话还没说完，周围突然响起了掌声，我也随着大家

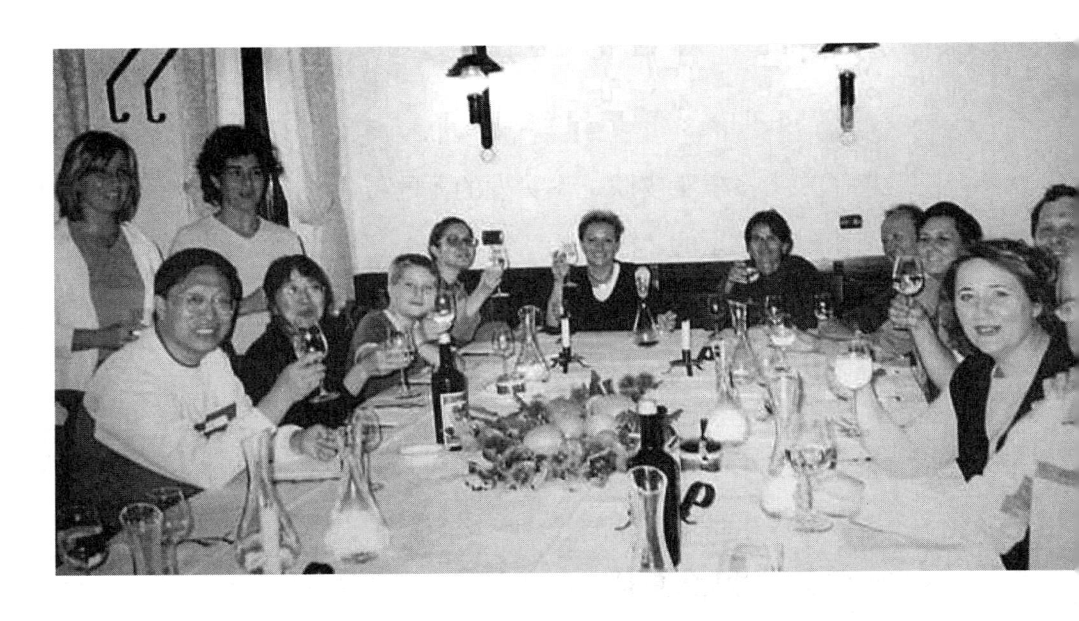

的视线向楼梯上看去，只见穿着苏格兰传统服饰格子呢短裙的凯瑟琳，正扶着一位满头白发的老太太，慢慢地走下楼来。

在大家的簇拥下，我也来到老太太的身边："姥姥，您好啊！最近身体好些了吗？"

"哦，你就是报纸上说的'神奇的中医又来到了阿伯丁'的教授吧？我可是正要见见你呢，你为我们中国人扬眉吐气，我是真正的高兴啊！也要感谢你教出了凯瑟琳这样的好徒弟为我治好了病。"

"是吗？凯瑟琳，你是怎样治疗的呢？"我赞许着，并再次打量起凯瑟琳。早就听说苏格兰格子呢短裙是服装中的经典。从来没有见过哪种布料可以如同格子呢，这般乡村又城市，流行和经典味矛盾十足。而大格紫红色的格子呢短裙，黑色的直筒长裤和深红色的高领套头衫，这种经典的求新色系，奔放着浓郁且热烈的乡土风情，除使个子娇小的凯瑟琳显得身材拔高，也更加衬托出了她的爽朗和热情。

“哦，教授，我是按照您的教诲，认识到老年人便秘是机体功能衰退，胃肠动力减弱而导致的。中医辨证是老年人体内阴液亏少，肠失濡润，那我首先就采用您教我们的‘增液汤’方剂，用滋阴增液的中药玄参、熟地、麦冬做基础组方给姥姥服用，希望达到‘增水行舟便自通’的效果。另外，我针刺和点按了您说过治疗便秘的经验穴，就是手腕外侧横纹上四横指，两骨凹陷处的支沟穴和腿上的阳陵泉穴，还每次长时间地帮姥姥做了逆时针的摩腹，想不到还真起到了很好的效果。”

看着一脸自得笑容的凯瑟琳和满座年轻的中国朋友，我真正感叹不已。知识无国界，现代人类进步的表现，就是创造的同时，还要共享资源，传承文明。这不，我的同胞们不远万里来到阿伯丁学习科学知识，而我们中华民族几千年的文化精粹，也已经薪火传承到了这海角天涯。

小贴士

肩周炎

肩周炎又称肩关节周围炎，这是肩周肌肉、肌腱、滑囊和关节囊等软组织的慢性炎症，五十岁左右的人比较常见，故又通常称为“五十肩”。但长期伏案工作，肩部的肌肉韧带处在紧张状态或因过度活动劳损以及损伤，故五十岁以下人中也不少见。中医认为本病由肩部感受风寒所致，又因患病后尤其病后期，胸肩关节僵硬，活动受限，好像冻结了一样，所以又称其为“冻结肩”“肩凝症”。

肩周炎除中医针灸、推拿以及西医的保守治疗等各种方法治疗外，多做以下自我防治动作，也有很好的防治疗效。

1. 屈肘旋肩：患者背部靠墙站立，或仰卧在床上，上臂贴身、屈肘，以肘点作为支点，进行外旋活动。

2. 手指爬墙：患者面对墙壁站立，用患侧手指沿墙缓缓向上爬动，使上肢尽量高举，到最大限度，在墙上做一记号，然后再徐徐向下回原处，反复进行，逐渐增加高度。

3. 体后拉手：患者自然站立，在患侧上肢内旋并向后肘屈伸的姿势下，健侧手拉患侧手或腕部，逐步拉向健侧并向上牵拉。

4. 梳头旋肩：患者站立，患侧肘屈曲，前臂向前向上并做梳头动作三十次；然后双上臂屈曲，以肩为轴，内外旋动适度。

另外，还很重要的是，患者需要十分注意患肩部位的保暖防风，以及运动过程的剧烈，避免局部损伤而加重病情。

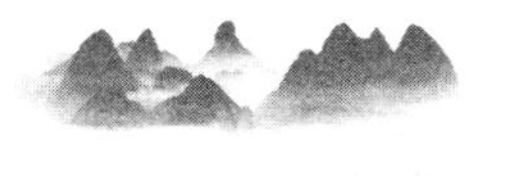

约克得意地笑了，我也笑着继续说下去："但是，类似'顺势疗法'这种治疗思路，中医在两千多年前就确立了，并有个很著名的专用说法，就叫作'通因通用，塞因塞用'，这句话简单概括的理解，就有'因势利导'和'顺势'的意思。应该说'顺势疗法'有我们中医这种古老医疗理论的部分施治思维，但还远没有达到我们中医按这种思维主张积极采用自然药物，或者物理手法，尽快地解决病痛的完善境界。"

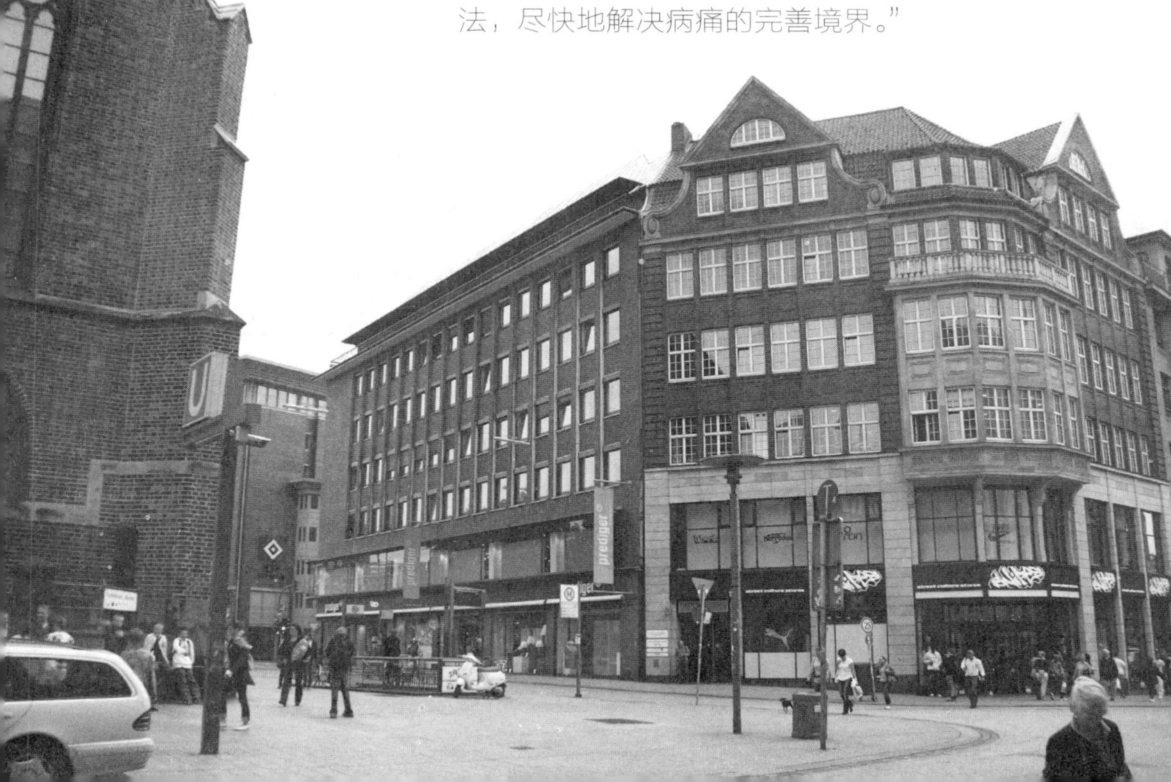

德国在世界上以盛产啤酒著称，但是其数千种让人眼花缭乱的不同品牌，却主要来源于南部的巴伐利亚州。因为这个地区凉爽的温带气候，更利于优质大麦的生长，而横亘其境的阿尔卑斯山脉的特殊水质，又给啤酒的酿造提供了极好的条件。光这个地区就拥有着全世界五分之一的啤酒厂，而慕尼黑作为巴伐利亚的首府城市，就自然被公认为“啤酒之都”了。在这里，人们也不只是进餐时才喝酒，几乎是随时随地的喝。可以说，人们将喝啤酒视为每天的必修课，仅一百多万人口的慕尼黑，除去各种饭馆、酒店外，还有三千多个每天都座无虚席的“啤酒吧”。尽管当地盛行着一句谚语是“有节制地一天喝一升，健康赛神仙”，但只要太阳一露脸，就像我们中国老百姓喜好晨练一样，就好这一口的德国人首先纷纷拥至公园里的酒吧，手持硕大的啤酒杯，即开始陶醉于“杯中物”的美妙和大自然的美丽之中……这样，慕尼黑人就喝出了豪爽、喝出了好酒量，也喝出了著名的大腹便便的“啤酒肚”，更喝出了举世瞩目的慕尼黑啤酒节。

慕尼黑的啤酒节有一百多年的历史，一年一度的具体时间是九月的最后一个星期持续到十月的第一个星期结束。早就向往和心仪这样轰轰烈烈的盛事和节日了，于是，这次啤酒节开幕的前一天，我和迪罗医生从意大利赶到了他在慕尼黑的好友约克医生的家中。

两位老朋友见面时的友好和亲热，令我在一旁眼热和感动的同时，也使我觉得十分的滑稽，而他们见面的相互揶揄就更叫我忍俊不禁。在我眼中的迪罗，这个世界第一男高音帕瓦罗蒂的家乡人，虽还不像这位知名歌手那样的肚大腰圆，但也是胖得够意思的了。

可是，相比之下，一脸和善的约克则更是一个名副其实的大胖子，若不是吊带裤的宽容，我还真怀疑是否有那样长的皮带可以帮助和维护他的文明……两个胖子亲切拥抱时，我注意到率先身体其他部位接触的是两个圆滚滚的大肚皮，要是在国内我和别人开玩笑的话，真正可以用这两人的形体制一个谜面，叫人去联想“合肥”这个谜底了。

“啊哈，约克，我真要严正地向你们这里的啤酒商们提出抗议了，他们把你都快灌成啤酒桶了，这样你怎么能参加我们米兰国际时装秀的表演呢？”

“哦，先别这样说，先别这样说，我倒是先要控诉你们意大利通心粉呢，看把你瘦得都快没有了啊。唉，可怜的迪罗，还是让我先来给你补充一下吧！”约克显然为自己更加胖而十分骄傲并且快乐着，像变戏法一样，马上就在我们面前倒满了三大杯散发着麦芽清香，并溢着泡沫的淡黄色液体，兴奋地喊道：“为你们的到来，为我们骄傲的啤酒节，干杯……”

“教授、迪罗，欢迎你们的到来！看来约克又找到喝啤酒的借口了，可是他也要关心关心小皮特啊……”

“哦，教授，这是约克的妻子海伦。”迪罗站起身来给我介绍说，并关切地望着从里屋走过来的海伦，“啊，小皮特怎么了？”

“是这样的，前两天海伦带这孩子到他外公家去玩，可能是烧烤吃多了，据说又吃了许多奶酪和冰淇淋，回来就说肚子胀，有一点拉肚子。我看他又不发热，别的症状又不明显，就给他采取了‘顺势疗法’的治疗，谁知他到现在还未能好起来。海伦惩罚我，已经两天不许我喝啤酒了，还说明天皮特的病没好，就不许我去参加啤酒节聚会呢！”大胖子约克放下啤酒杯，一脸委屈和愁苦的样子。

一人向隅，举座不欢，沉默了一下，海伦突然想起什么似的高声说：“啊，迪罗，你不是在电话里向我们说过，教授的医术是很好的吗，为什么不请他给小皮特看看呢？”

“是啊，我们为什么不这样做呢？”约克恍然大悟般的也叫了起来。

迪罗望望我笑了：“教授，看来约克明天的幸福和快乐，都指望着你了啊！”

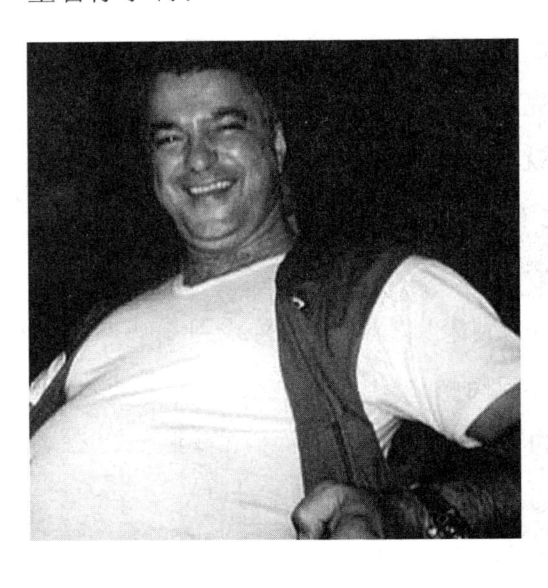

皮特是个胖胖的小男孩，虽然海伦说他只有五岁，我想他一定是遗传了约克的基因，所以看起来他要比同年纪的孩子高大许多。见到我们进来，小家伙迅速地从电视机旁跑开，一骨碌地爬上床，嘴里还高声地嚷嚷着：“妈妈，我没有看电视，只是去关电视的。”看到他“此地无银三百两”欲盖弥彰的可爱样子，我们都不由地笑了起来。

我仔细地对皮特进行了检查，确实未发现他有什么其他病症明显的阳性体征，只是看到他胖胖的小肚子胀鼓鼓的，手按下去，小家伙就会流露出痛苦的表情和咿咿呀呀的呻吟。他的舌苔腻浊，嘴里尽是黏黏的口液，脉象很是弦滑。诊脉时，我顺便伸直了他两手的食指，特别用心地看了看。然后，我一边引逗着小皮特，一边就用我的拇指和食指在皮特两手拇指罗纹面的脾土穴，食指桡侧一条线的大肠穴，掌心大鱼际的板门穴和掌心的八卦穴，用推、清、擦、运的小儿推拿手法操作了起来……最后在小皮特咯咯笑个不停的同时，又为他做了摩腹和推擦了他腰骶部的龟尾穴。

二十分钟后，结束了操作，留下海伦照顾皮特，我又和迪罗随着约克回到了客厅。显然是疑惑和不放心，约克小心翼翼地问："教授，您这样治疗就可以了吗？"

"约克！"我还未及答话，迪罗就用显然不满的口吻接过了话题："中医知识确实博大精深，而且治疗的方法也很多，刚才教授用的小儿推拿方法，也只是推拿疗法中的一部分精华，用这种方法治疗小儿病尤其在腹泻这方面，可以说比吃药还有效和快捷呢，我希望你能相信我的说法和教授的治疗。"

看到约克有点尴尬，我赶快接口笑着问他："你说给皮特用了'顺势疗法'，你能先向我介绍一下这种方法吗？"

也许有了发挥的机会，约克顿时来了精神："这种疗法最早就是起源于我们德国。两百多年前，一位叫赫尼曼的医生已经充分认识到，化学合成的药物太猛烈，有时是害人多于医人，于是他受我们西方医学之父希波克拉底的假设启发，亲身体验了许多药物试验，提出了一种崭新的医学理论，这就是：一种药物在健康人身体上可以产生病态的症状，但这同一药物也可以用来治疗有相似症状的患者。这个‘相同者治愈’的原则看似有悖常理，但它却是大自然规律的一部分。”

约克兴奋起来，一口饮尽了杯中物，又给自己满斟了一杯，接着高论：“譬如，我们的身体感到寒冷的时候，这时用凉水沐浴，那么沐浴后身体反而会更持久地暖和起来；在心情忧伤时，找有相似忧伤经历的朋友倾诉，过后会使人舒怀。这样不是去压制和对抗疾病，而是根据这种凡有‘作用力’，身体必有‘反作用力’的道理，人为地制造一些‘人工疾病’去激活人体免疫系统，从而平衡体内失调，这就是‘顺势疗法’的概要。在具体运用上，‘顺势疗法’使用一些动物、植物、矿物等极微小剂量制作成的糖丸和水剂，根据患者相同症状配发相同制剂，达到促进康复的目的。虽然这种方法有时效果比较缓慢，但这样可以把药害减少到最小，应该说这也是不错的。”

看着约克有点洋洋得意的总结，我不由得笑了。其实，这种风行欧洲的“顺势疗法”，我早就有所认识，这种又被称为“替代医学”的方法，在西方主流医学和现代药理学眼中，它是荒谬的，不合理的，认为其作用只是一种安慰剂。自然，我对这种全盘否定的态度，是不能完全认可的。不过，“顺势疗法”医生过分强调身体的自我调节，而未顾及到治疗的时效，让我又十分地不能苟同，试想，哪个患者不想既没有任何毒副作用，又能尽快地痊愈呢？

“那么，假如小皮特到明天还是不能痊愈的话，那你不是不能参加啤酒节的开幕式了吗？”我这样故意地一问，约克顿时像孩子一样，刚刚舒展的胖脸，马上又苦了起来，惹得迪罗向我相视一笑，安慰约克说：“啊，你就放心吧，以我对中医和对教授的多年的了解，你明天还是很有希望畅饮的。不过——”迪罗转向我，“教授，刚才看过您给小皮特诊治，有两个问题我不理解，一是您为小皮特诊断时，为什么您十分注意地看他的食指？第二，皮特是腹泻，根据治疗的道理，应该为他止泻，可是我注意到，您在做手法治疗时，用的全是泻法，照这样做，不是更加重了腹泻的产生吗？”

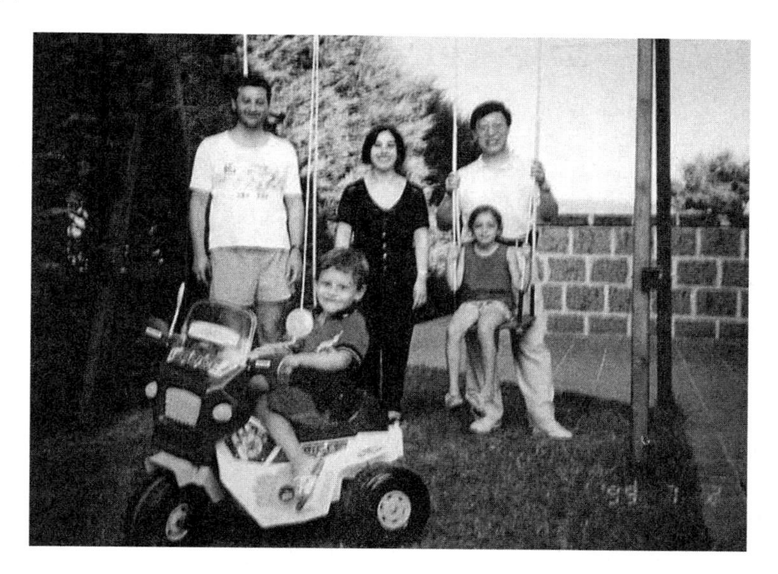

我很欣赏迪罗对中医的热爱和钻研，他提出的这些问题，都正在点子上。看着脸上现出更加疑惑和失望神色的约克，我不忍再和他逗着玩，马上接着迪罗的问话解释起来：“中医的诊断方法是望、闻、问、切。小皮特虽然生病，但一般情况还好，这从他神色和精神上可以观察到，再从他的苔、脉、口中的气味，以及结合他的病史和腹胀痛的情况，用我们中医的术语就是‘四诊合参’吧，得出的结论是一个实证性的腹泻，这是一个总体的诊断思维、逻辑归纳的过程，是一个常规。但由于小儿的生理、病理特点有异于成人，所以实践中，中医在小儿病的诊断上又发现和总结出了特色的部分，这就是观指纹。也就是看小儿食指桡侧从掌骨横纹起一直到指尖的血管、脉络的充盈、颜色变化的情况，当然这又是一个专门的学问，今天我也只能先说明这一点，总之，小皮特的指纹方面提供的信息，是和前面诊断相吻合的。”

说得兴起，我也不由自主地端起杯子，一大口啤酒从口向下，通过消化道的所有关格到胃，别说，这种冒泡的麦芽饮料还真的味道好又助兴致。“至于皮特腹泻，为什么还要用泻法，这个问题问得很好，这也和约克谈到的‘顺势医学’有点相关。”我注意到约克很感兴趣和专注的看着我，“中医对于一种病症，不光是有许多不同的治疗方法，而且还有各种不同的治疗思路。一般来说，临床上，应该是见泻止泻。但是，针对小皮特目前这种‘既拉肚子，但又腹胀且压痛，更见到苔、脉、口中气味等一派伤食泻的实证’情况，此时就不能用止泻的常规方法，而是要用一种和刚才约克所说的‘顺势疗法’的思维模式，也就是再用一些能产生和病情相类似症状的药物和方法，帮助他彻底地泻除体内作祟的积滞，这样才能达到最理想的疗效，也就是疾病的痊愈。”

约克得意地笑了，我也笑着继续说下去：“但是，类似‘顺势疗法’这种治疗思路，中医在两千多年前就确立了，并有个很著名的专用说法，就叫作‘通因通用，塞因塞用’。这句话简单概括的理解，就有‘因势利导’和‘顺势’的意思。应该说‘顺势疗法’有我们中医这种古老医疗理论的部分施治思维，但还远没有达到我们中医按这种思维主张积极采用自然药物，或者物理手法，尽快地解决病痛的完善境界。”

看着这时约克有些目瞪口呆的样子，想是我的论述对他有什么震动吧。我继续说下去：“迪罗观察得没错，我刚才在给小皮特治疗时，确实是重用了‘泻’的手法，我的治疗目的，就是要用手法时产生的导致腹泻的因素，加强小皮特的胃肠蠕动，帮助他把体内的致病源尽快地全部排除，那样，皮特的病不就马上会好起来吗？”

我的话音刚落，迪罗兴奋地鼓起掌来：“教授，您解释得太好了！啊，约克，难道你不觉得是这样的吗？来，我们先为小皮特的健康干一杯！”约克刚迟迟疑疑地举起杯子，这时，里屋的海伦急匆匆地走过来：“小皮特刚才又拉肚子了，这次拉得特别多，全是不消化的东西，并且气味很难闻，约克，怎么办呢？”

约克脸转向我，又是一脸的疑惑。“那么现在小皮特怎么样呢？”我镇静地问海伦。“哦，他连续喝了两大杯水，真奇怪！这两天他一直是不要喝水的，而且一直很兴奋，不想睡觉，这会倒是睡着了！”“哦，那我们就不要去打扰他，这孩子累了，让他好好睡一觉吧。今天晚上，我再为他治疗一次，我肯定，明天约克是一定会得到海伦批准，去参加啤酒节狂欢的。”

第二天清晨，依山傍水，景色秀丽的慕尼黑，一改往昔的宁静，早早地就喧哗、沸腾起来。开心的约克，一脸获赦似的喜气洋洋，开着他高大的“悍马”吉普，飞快地把我和迪罗载到了市中心。

慕尼黑是古老的，十二世纪以来的将近八百年中，这里一直是拜恩王国维特尔斯巴赫家族的王城之地。作为德国最瑰丽的宫廷文化中心，这里一直保持着由众多教堂、塔楼等建筑组成的城市风貌，典型的欧洲文艺复兴时期的巴洛克和歌德式建筑以及栩栩如生的各种雕塑比比皆是，让人目不暇接。最能夺人眼球的是原市政厅塔楼上的组钟，它的十二个钟点由十二个骑士组成，每到一个钟点，十二个骑士就走马灯似的出来报时，钟顶上一组真人高的彩塑人物则围成圆圈，和着优美的音乐，跳着欢快的舞蹈，向人们展示着德国历史上威廉五世公爵结婚庆典的盛大场面。

大街上，身着鹿皮短裤、背心，头戴毡帽的巴伐利亚人和盛装的德国其他州的人，奥地利、瑞士、荷兰等周边国家以及世界各地的人们，欢声笑语游行似的川流不息。所经过的街头巷尾、广场、路边，都可以听到巴伐利亚民族的铜管乐队演奏的欢快的民歌乐曲，和令人陶醉的情歌雅调。

我们在欢快的节日气氛中，随着涌动的人流来到了主会场的黛丽丝广场，偌大广场周围的街道被五光十色的彩带、气球装饰得五彩缤纷，各种商店出售的商品琳琅满目，叫卖声此起彼伏。广场上，数百顶各种各样的大小帐篷鳞次栉比地耸立着，帐篷前摆放着酒桌和座椅，这是啤酒商们销售啤酒的临时酒吧。

拥挤中，我们好不容易才找到了预定的座位，刚刚坐下，也是大胖子的老板马上就送上了大得有些夸张的单耳陶瓷大杯，不善饮的我望着这一公升装，虽说是低酒精度的饮料，有些手足无措、窘迫的样子，令约克和迪罗都大笑了起来。

中午十二点，随着礼炮的响声，顿时鼓乐齐奏，彩旗飞扬。人声沸腾中，穿着富有民族特色古装的慕尼黑市长及各大酒厂老板的代表们，乘坐着富丽堂皇、花团锦簇的马车，浩浩荡荡、威武雄壮地行进过来。简短的致词后，市长打开象征性的第一桶啤酒，顿时，全场欢声雷动。自此，一年一届的慕尼黑啤酒节即在万众瞩目中揭开了序幕。据约克介绍说，十六天的狂欢畅饮中，将有几十万只美味的香肠、烤鸡伴随着几百万升各种品牌的啤酒和香槟以及葡萄酒，被沉浸在节日喜悦中的人们大快朵颐地吞入腹中。而其他纪念品和商品的畅销，旅游业的火爆等，都会给当地带来巨大的商机。所以说一年一度的啤酒节就是慕尼黑经济增长和前进的动力，更是慕尼黑在世界声名显赫的亮丽风景线。

初秋的慕尼黑，天气十分凉爽，蓝天白云下，远眺一脉山丘，满目葱茏翠绿；近视人头攒动，载歌载舞的、杂耍的、游艺的……各种服饰装束色彩缤纷。喧闹和欢声笑语中，美丽的啤酒女郎们为客人们不断斟注的新鲜啤酒，散发着阵阵的清香，有些微醺的豪饮客们已开始在不停地走动，他们手举着硕大的杯子，与认识和不认识的人们都喊着“干杯”。

感官的刺激和现场的气氛感染着我，是啊，生活多么的美好，为什么不及时尽情地享受生活呢？情不自禁的，我也豪爽地举起酒杯，对着约克和迪罗大声地说：“来，也让我们为友谊，更为健康——干杯！”

小贴士

小儿推拿

小儿推拿疗法，亦称“小儿按摩术”，是中医在长期的临床实践中，最早于我国明朝时期总结出的一种专门用于防治小儿疾病并自成体系的治疗方法。

小儿推拿疗法的对象一般是六岁以下的小儿，尤其适用于三岁以下的婴幼儿。其治疗范围广泛，可主治腹泻、呕吐、疳积、便秘、脱肛、发热、咳嗽、惊风、遗尿、肌性斜颈、斜视、小儿瘫痪等症。

小儿推拿的特色在于与成人推拿只有点状的穴位不同，小儿推拿具有着既包括“点状”，又自成系统的扩展成“线状”和“面状”的特定穴位，并且这些特定穴位大多分布汇集在四肢的肘关节以下，尤其是两掌居多。正所谓：“小儿百脉汇于两掌”，这为小儿治疗提供了十分的便利。再有小儿推拿手法较成人轻巧、简捷，兼之小儿具有脏器轻灵、易趋康复的生理特点，这些特色也就决定了小儿推拿有着良好的临床治疗效果。

过境法兰西

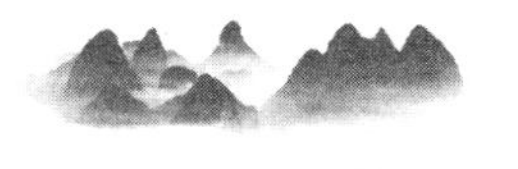

艾灸是一种古老的治疗方法，它是借助艾叶的温热药力和点燃后的热量，通过经络和穴位，共同针对一些阴寒瘀滞的病症，起到治疗作用的。中医里对这种虽是简便易行，但疗效却很显著的治法十分的看好，经文中就有"七年之病，求三年之艾"的推崇。现代科学研究结果中，明确了这种方法能促进人体的免疫功能而防治疾病。

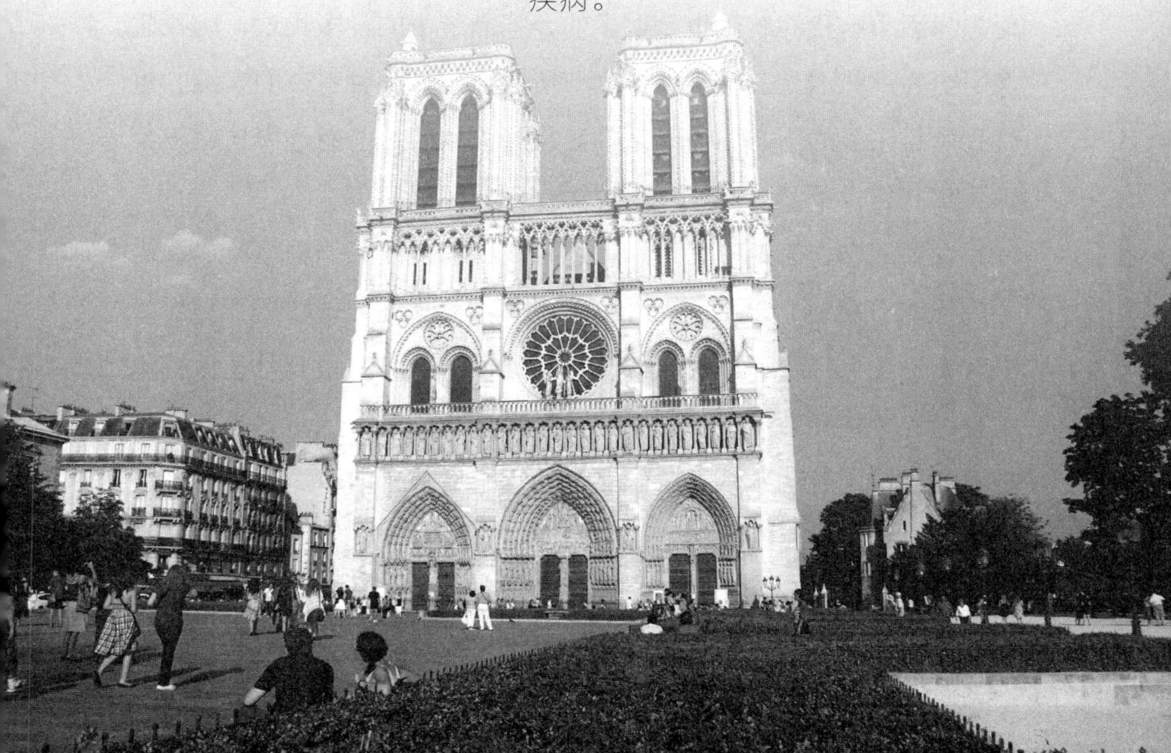

难怪德国人会骄傲地说，慕尼黑啤酒节是属于世界的。确实，先且不说它的空前盛况，只看这个节日期间，号称世界上最发达的欧洲交通网络的拥挤，你也会信服地承认啤酒节的影响力极为强大。

按照原先的计划，在参加了啤酒节开幕式的第二天，我和迪罗就要从慕尼黑乘飞机经米兰返回罗马，但是这趟航班的满员，令我们不得不修改了这个行程。听从了微笑服务的航空小姐的建议，我们决定先飞巴黎。至于过境转机要有近四个小时的停留，迪罗说他会有很好的安排。看着这个和我有着深厚友谊的意大利朋友说这话时神秘兮兮的样子，我就知道他肯定是又想出了什么要叫我感到新奇和快乐的花招。

这趟飞机的旅客，好像全是啤酒节的返程客，似乎大家都还带着节日的兴奋，甚而有的人还带着微醺的醉意，航程中一反常态地喧笑，议论着所见所闻，令我也不由得受到深深的感染。的确，慕尼黑啤酒节给我的感受也是很多的，啤酒节中的许多场景，比我想像中更为声势浩大，而且，啤酒节所营造出的那种特殊的氛围，也是我始料未及的。想到当时亲临其境时见到的一些有趣事情，不禁也莞尔和忍俊不禁。

说到醉态，这谁都见过，但那种浅薄和无知被酒精渲染成泼皮无赖状的丑陋时，就会为人不齿和憎恶。可是，一旦成千上万的，平时有着良好社会道德的人醉在一起，而且这种醉里有时还保持着潜意识的矜持和节制，看起来还是很有意思的……这不是吗？当时随着啤酒节的时间延续，豪饮高潮的迭起，似乎所有的参与者都进入了一种“忘我”的境界，大家都在欢歌笑语和手舞足蹈着，有的人甚至做出了平时想都不敢想的搞笑举措。

看这边，几个体面的先生，手擎着大酒杯，紧紧地尾随着一位漂亮的啤酒女郎，一个劲绅士般的道谢个不停，惹得姑娘咯咯地笑得前仰后合；街面宽阔处，一群穿着考究、举止不俗的女士，一看便知是平素身处高楼的主管和白领，此时她们也都满脸绯红，一反常态朗声开怀地笑着，踉踉跄跄中还走出了漂亮的伦巴舞步；再看那位衣着考究、仪表堂堂的胖子，像是政府高官要员或是什么大公司董事长的派头，近看一嘴的油腻和啤酒泡沫，此时他一脸的嬉笑，走在人群中，和认识的、不认识的人们都热情地握手、拥抱，嘴里还“此地无银三百两”地喋喋不休着：我没醉，我没醉……

电视台摄像机镜头前，小伙子和大姑娘们做着各种鬼脸，冲着镜头又喊又叫，充满了自我表演的强烈欲望；电台的采访话筒前，一群有男有女的老人们，争抢着面对话筒滔滔不绝，好像他们个个都是才华横溢的演说家；更有趣的是，人声喧嚣中，许多年轻人都和衣整齐顺序地躺在街边安静地睡着了，睡姿百态，憨态可掬；而几个西装革履的老人，一副不肯随波逐流的绅士架势，相互背靠着，笔挺地端坐在街头石凳上，鼾声雷动中，一缕涎水却不争气地从口角绵延到了衣襟。

是啊，文明社会里，要求每个人都应该自觉接受社会行为准则的制约，但有些时候，人们在严于律己的束缚中，也会渴求一些有节制的身心释放的机会，而慕尼黑的啤酒节，就给参与者们创造了这样宽容大度的氛围。

从慕尼黑到巴黎的航程不长，还没容我对啤酒节再多点冥想回味，飞机就已经降落在了巴黎机场。去过世界许多地方，但对于这个世界一流的飞行空港，不由得教我对它的庞大和气派更是叹为观止了……

一声欢快的招呼，“教授，您好啊！”令我收回了欣赏流连的目光，面对着眼前一位衣着新潮入时的棕发女郎和一位个头虽然小，但显得很是健壮的小伙子，我一下愣住了。“这是我们第一期中医培训班的学员诺赛娜和他的男朋友埃特尔呀，教授难道不记得了吗？”啊，是他们！身旁迪罗的提醒，一下启迪了我的记忆：

那是三年前的夏天，我首次在意大利迪罗的家乡，那个叫作拉奎拉的小山城，举办了第一期的中医培训班。三十多个来自各地的洋弟子，开始时的亮相，都给我留下了鲜明的印象，而恰恰就是本地人的诺赛娜，一点都没有引起我的注意，因为她从长相和衣着，都是极其的普通。对她开始有所认识，是她主动把男朋友带到课堂，供我做治疗课的讲解示范病例以后……

当时见到的这个叫作埃特尔的法国小伙子，瘦小而单薄，一双灰蓝色的眼睛虽然很大，但显得十分疲惫和毫无神采，抢眼的大鼻子，鼻翼不停地扇动，应和着微张嘴巴喘息的粗气……不用问，埃特尔在哮喘。而据他本人的主诉，他因为自幼过敏性体质，这种病折磨他许多年了。我细诊他的脉象弦滑，舌苔白腻，并问出他痰多清稀，胃口也十分的不好。

按照我们中医的说法，埃特尔患的病叫作咳喘，这种病的基础首先是因于先天肾气的不足，造成身体禀赋的欠强，也包括容易导致现代所说的过敏性体质吧。继而后天脾虚不能运化水湿，渐聚成痰又储之于肺，这种中医常说的“脾为生痰之源，肺为储痰之器”的结果，就是肺气受到阻滞和侵袭，而发生喘息不止的症状了。那么，这种病症反复发作日久，不光肺、脾受伤严重，又更会加重导致肾气的损耗，如是这样的循环往复，病情很是缠绵。

课堂上，我详细地做了以上的病例分析和讲解，作为班长的大胡子赛特医生紧接着问：“对于这种病，我们西医应该承认，除了应用激素和解痉消炎的药物处理外，也确实还没有什么很好的方法。教授，难道中医也没有什么彻底根治的好方法吗？”“当然，中医也不是万能的”，我也谦虚并客观地解释说，“但是，我们注重的首先是辨证论治，另外，在治疗上，我们会有着许多不同方法的协同，而且，我们更加强调整体观念在治病过程中的运用。”

一边说着，我先给埃特尔开出了中药处方，继而，又叫他脱去上衣，俯卧在治疗床上，用点燃的清艾条，依次在其胸部脊柱第三椎、第十一、十二椎和腰部脊柱的第二椎等棘突下旁开 1.5 寸处的肺俞、脾俞、胃俞和肾俞等穴位灸了起来……埃特尔的脊背很快地晕红了，诺赛娜用手摸了摸，心疼地叫出声来：“啊，怎么这么烫呢？”

“哦，这种治疗要的就是这样的效果啊！”我笑对诺赛娜接着说，“从明天开始，就要由你来这样给埃特尔治疗了，除了脊背上的穴位外，还要加上位于小腿的‘足三里’，上肢肘横纹头的‘曲池’这两个穴位，而且每个穴位都要灸到，一次治疗要在一个小时左右。”“那多少时间为一个疗程呢？”“这个疗程就比较的长了，平时要持之以恒，而在整个夏天更是治疗的关键！”听到我这样说，赛特医生代表大家和呆怔着的诺赛娜提出了许多个“为什么”。

“艾灸是一种古老治疗方法，它是借助艾叶的温热药力和点燃后的热量，通过经络和穴位，共同针对一些阴寒瘀滞的病症，起到治疗作用的。中医里对这种虽是简便易行，但疗效却很显著的治法十分的看好，经文中就有‘七年之病，求三年之艾’的推崇，现代科学研究中，明确了这种方法能促进人体的免疫功能而防治疾病。而当这种方法流传到日本后，日本人通过实践，对它的保健效果尤其看重，从他们常说的一句谚语‘不和没有灸足三里的人同行’就更可以看出，艾灸流传的广泛和得到的重视。那么对于埃特

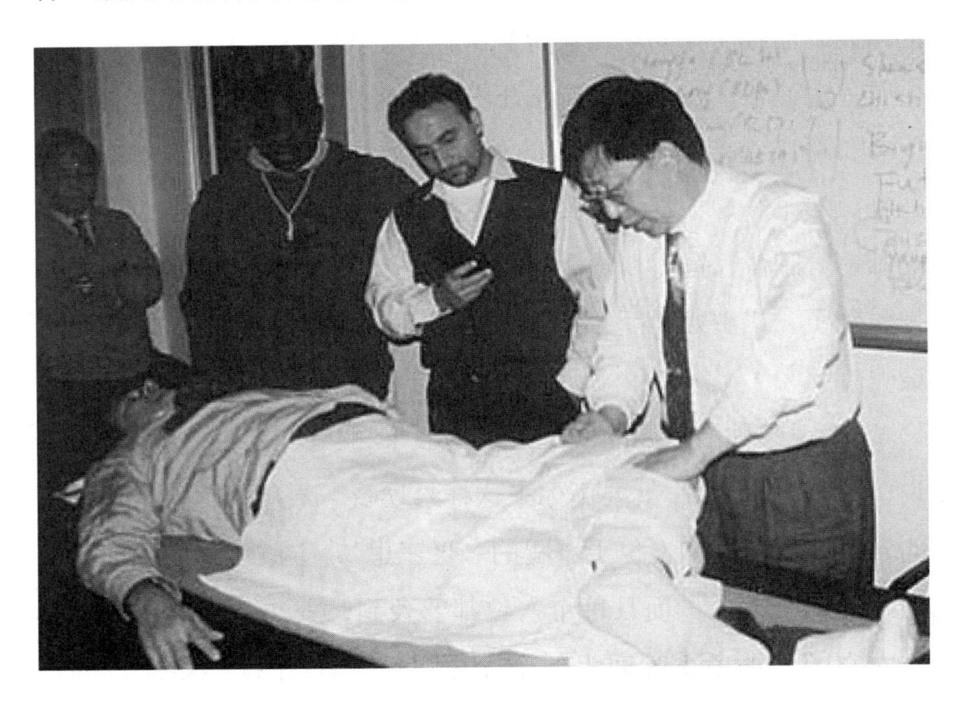

尔这种属于‘寒痰伏饮’型的过敏性哮喘，中医几千年的认识，虽重在于治，但更强调于防。因为这种病在冬、春季节发病更加多见和严重，所以就综合了‘病属阴寒，当治之于艾火’的温热，再加上夏季炎炎的阳气，和此际人体皮肤毛孔的舒张及易于暴露身体操作的等等因素，而总结出了这种著名的‘冬病夏治’方法。实践证明这种治法效果确实很有神效，当然是要贵在坚持，并特别要求患者自我配合加强体质的锻炼，以协同疗效的取得！这些从治疗的方法，到结合天时以及强调医、患双方共同的多方面结合，可以说，这就是中医治病‘整体观念’的真谛！”说到这里，看到洋弟子们颔首点头表示明白时，我更看到诺赛娜咬紧嘴唇，一副坚定决心的样子。

后来，听迪罗说起，埃特尔虽是法国的一名穷孩子，但他和四分之三的法国人一样，也浪漫地醉心于当一名文学家和艺术家。当他充满幻想而病倒在拉奎拉名胜古迹处的时候，也不富裕的诺赛娜照顾和收留了他……哦，好一个心地善良的姑娘啊！对诺赛娜由衷的敬意中，我悉心地向她传授了中医知识和教会了埃特尔太极拳的健身方法。后来，接受这两个年轻人的盛情答谢，我和迪罗应邀去他们简陋的住处吃了一顿让我惊诧欧洲也有那样清苦、让迪罗一直摇头叹息的饭菜……再后来，又听迪罗说，为了爱情的意大利姑娘诺赛娜随着埃特尔回到了法国。

眼前的诺赛娜，穿着选料优良、做工精致的巴黎名牌“巴朗夏卡”低胸裙，光洁的颈项圈着颗粒饱满、晶莹润泽的珍珠项链，略施粉黛的脸上漾着兴奋和幸福的笑容。这哪是当年的‘灰姑娘’

啊，有道是“士别三日，便当刮目相看”，况且已经三年多了啊，这简直就是丑小鸭已经变成白天鹅了嘛！

看着我惊讶和赞赏的打量，诺赛娜有点不好意思了，顺手把埃特尔拉到我的身前，神采飞扬地说：“教授，真正要衷心地感谢你了，这几年我一直按照您教导的方法帮助他治疗，再加上埃特尔本人也充满毅力地练习太极拳，真没想到他的老毛病后来真的就好了。来到法国后，我开了一个中医诊所，埃特尔也丢掉了当艺术家和文学家的幻想，用自身康复的经历做广告，专门从事招生教习太极拳的工作，现在我们生活得很好呢！”

嗬，这小两口还真是从中医里获益匪浅呢！没容我们答话，一旁的埃特尔十分真诚地接口说：“听说你们要来，我和诺赛娜都很激动，你们不能多停留一下吗？我们想请你们到我们新买的房子作客呢！”我和迪罗都被这对小夫妻的盛情感动了，迪罗说：“听到你们这些好消息，我和教授都为你们高兴和祝贺，以后有机会我会带教授专程再来看望你们的。”

按照我们在巴黎停留的时间计算，埃特尔只好决定带我们在巴黎城区“走马观花”了。

我们首先来到了著名的香榭丽舍大道。这是巴黎最漂亮的一条大道，它长约 2.5 公里，宽有十车道，大道两旁是繁华热闹的商业街，真正是游人如鲫。这个著名的商业区，有着很多巨大的百货公司和建筑巍峨的银行。世界一流的服装店、香水店、红磨坊等都云集在这里。一座座风格独特的法兰西式建筑的店前屋后，到处都是如茵的草地，绚丽的花坛，并和着街心花园的郁葱树木，以及喷涌不息、纷呈异彩的喷泉，渲染着无尽繁华中的优美。

大道的西侧连接着雄伟庄严高达四十五米的凯旋门，据说它和屹立于塞纳河畔凝重雄健的艾菲尔铁塔都是巴黎及法国的标志。埃特尔告诉我们，这里最美的莫过于夜景。每到夜晚，凯旋门与香榭丽舍大道东侧气势磅礴的协和广场上方，由射灯照射出的蓝、白、红三色光柱，与大道上灿烂的灯光和燃着菊色的光泽，古色古香的路灯交相辉映，流光溢彩，绚丽得令人目不暇接，那才真正是叫作美不胜收呢……

尽管我早就向往着迤逦与梦幻，传统又现代的巴黎，想去看那

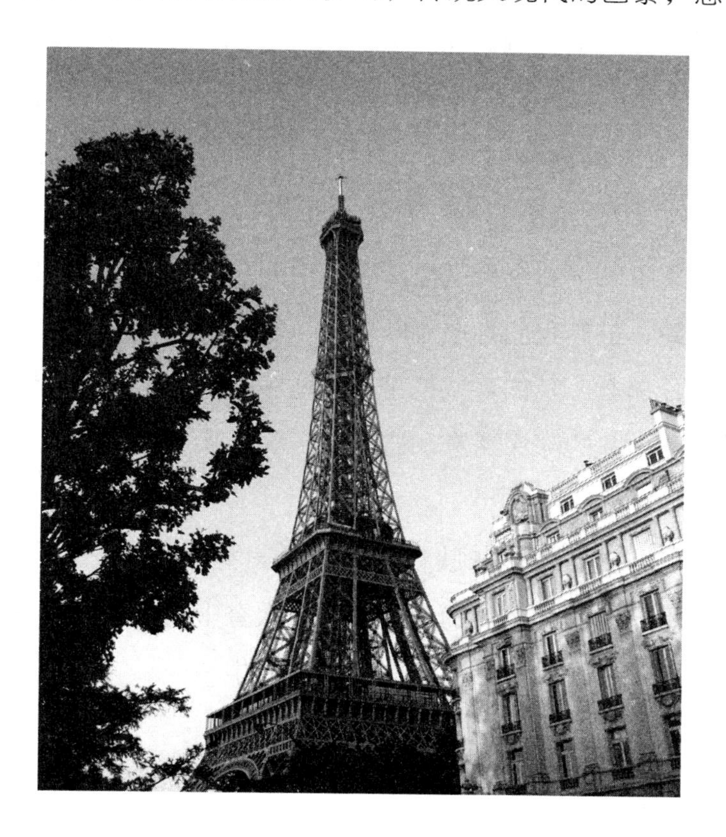

美轮美奂的凡尔赛宫、肃穆神圣的圣母院、典雅华贵的爱丽舍宫和有着艺术殿堂盛誉，收藏着浩如烟海的艺术珍品，特别是有举世闻名的蒙娜丽莎、维纳斯、胜利女神这三宝的卢浮宫，以及其他浪漫迷人的众多名胜古迹。但是，苦于过境期限，无限遗憾中，我只得同意埃特尔和诺赛娜殷勤的建议，来到一家富丽堂皇的传统法式餐厅。

做东道的诺赛娜刚刚点好法式菜中最著名的鹅肝酱、烩海鲜、炖蜗牛、红烩鸡等几道大菜，餐厅侍者就在我们的面前，“嘭”地开启了一瓶据埃特尔说这是法国最好的一种红葡萄酒。当嫣红的液体倒入晶莹剔透的高脚酒杯，发出红宝石般熠熠诱人艳色的瞬间，一股清新芬芳的果香也立即绵长地萦绕于餐桌，逸入我的鼻中。

“哦，真是好酒啊！”听到我由衷的赞叹，诺赛娜和埃特尔双双举起酒杯：“尊敬的教授，我们三年前至今的情况您也全部了解了，我们之所以得到今天这样新的人生面貌，全是您以中医对我们无私地帮助。虽然我们对您无以报答，但是，既然您很喜欢我们国家的美酒，那么，我们真诚地希望您能多喝几杯！因为酒中融入了我们对您和中医的深深谢意和感激！”啊，多么令人心动和高兴的祝酒辞啊！

那天，我就着汁多味腴特色的法式美肴佳馔，过量地“品尝”了佐餐的不同法国红、白葡萄酒……再次登上飞机时，我真的感觉到有点醉了，醉在过境法兰西的蓝天白云中……

小贴士

哮 喘

哮喘是一种危害人体健康的常见病，主要和患者自身免疫功能低下、肾上腺皮质激素分泌不足（中医肾虚范畴）有关。因此，一旦花粉、尘螨和现代社会日趋严重的工业污染因子，家庭装饰的化学物质等过敏原从口、鼻进入，人体即会启动一系列免疫反应，导致气道高反应炎症物质生成而引起气管平滑肌痉挛收缩，管腔狭窄，黏膜出现炎症细胞浸润和水肿，进而分泌物增加，阻塞气道，患者出现过敏性鼻炎、胸闷、咳嗽、喘息和呼吸困难等。此病症常常迁延反复，并多于冬春寒冷时发作，严重者可发展为肺气肿、肺心病等。

中医对哮喘常采取冬病夏治的方法。所谓冬病夏治，即根据祖国传统中医天人相应的辨证思维认识，即把人体看作是一个小宇宙。夏天，人体外部阳光照射而热，但内里却是虚寒，就像人在地下感到冷但地表却是热的一样，故采用温热药物在夏天治疗，以驱除人体之内寒气，起到冬病夏治的治疗效果。

冬病夏治除艾灸外还常用外贴敷药方法，即选用白芥子、元胡、甘遂、细辛等中药，共研细末以生姜汁调和，贴于哮喘患者背部肺俞、心俞、膈俞穴及前胸膻中穴。可用橡皮膏贴敷，一般贴4~6小时，最佳时段最好在三伏天进行贴敷，每十天一次，连续三年，可有意想不到的治疗效果。（此方为外贴敷方，切勿内服。）另外，取定喘、肺俞、丰隆等穴采用穴位埋针疗法也可收到不错的疗效。

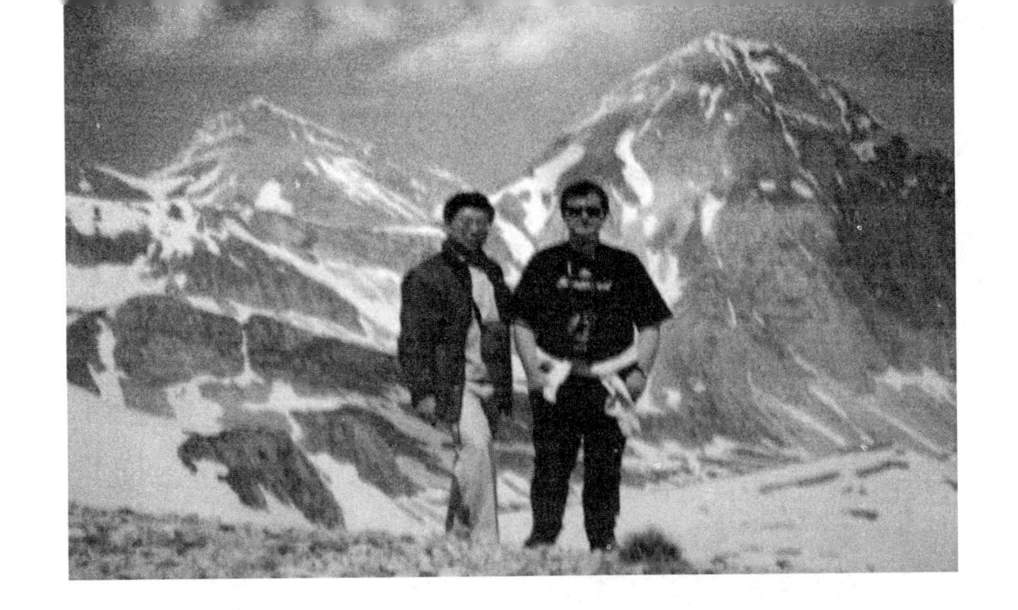

迪罗其人

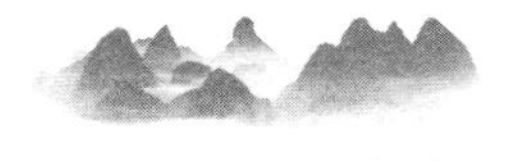

“啊哈，是迪罗医生吗？”萨利姆一点都未因被当众指出错误而感到尴尬，反而兴奋地高声招呼起来：“你这个国际通！不过我会很奇怪的，您没有到过中国南京，怎么就这样熟悉南京情况呢？”会场上一阵躁动，许多人肯定的口气：“哦，真是迪罗！”也有窃窃私语地互问：“他就是迪罗吗？”感觉上，这个迪罗显然是有点什么来头和名气。

迪罗的全名叫作斯卡塞拉·肯塞多，迪罗是他的昵称或是小名吧。我认识他并和他结下了深厚的友谊，是在我走出国门初到爱尔兰讲学那年。

也不完全如业中的行话“倒霉的医生碰病头，走时的医生遇病尾”所说的那样，认真地说，在爱尔兰医学会的欢迎酒会上，我即兴发挥，成功地用外敷法治好小儿科医生杰玛因车祸的膝伤，主要的还是平常的医疗经验的积累。但仔细分析起来，此举使我在欧洲“一举成名”，多少还是有些“运气”的因素。因为杰玛所患的是一个因伤而痛的急性病症，只要处理得当，虽不是立马伤愈，但疼痛稍减，通过这个也是医生的特殊患者之口叙述，和那种特殊的场合、特殊的人群，那就会产生特殊的宣传作用；试想假如当时遇到的是一个缠绵的内科病，那则一时半刻不会立马见效，被认为是“加工炒作”的话，效果就会大打折扣了。

总之，我这则牛刀初试的成功病例，让我的邀请人萨利姆医生骄傲兴奋的同时，也让这个精明的阿拉伯人立即就看到了这其中的“商机和效益”。当时，他即刻行动，马上就在我原定的工作计划外，很快又在欧洲范围内组织起了一个中药外用学习班。记得第一次给这个班上课，来自意大利的迪罗就给我留下了深刻的印象。

那天，医学会的教室里，真可以说是济济一堂。在欧洲，召集一个二三十人的中医讲座或是学习班，已是很不错的了。一是因为那个年代，中医还暂时未被广泛了解；二就是参加这种活动，除了耽误自身的手头工作外，食、宿、交通加上昂贵的学习费用也是会教一般人望而却步的呢。

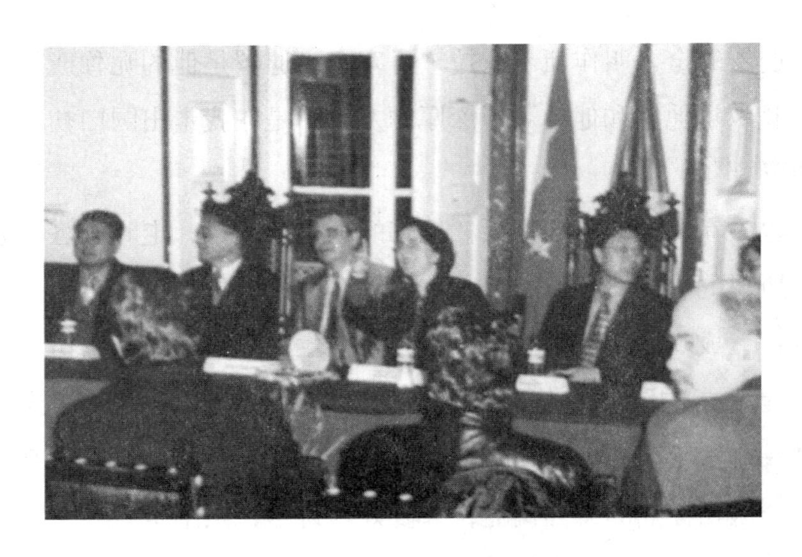

看着有来自爱尔兰各地和许多周边国家的七八十人集聚的会场，此时一本正经走上讲台的主持人萨利姆，可能难掩的心底“窃喜”和“偷笑”，使得他在开场白中，还是兴奋地说错了话：“……著名的南京中医药大学坐落在美丽的南京城的东部……”就在我也才回味着萨利姆这句话似乎有什么错了的时候，会场的后排倒马上传来了一个底气充足、雄浑的男中音：“萨利姆先生，您说错了，南京的东部是一个举世闻名的风景区，而南京中医药大学恰恰在相反的西边汉中门区域。但是那里也有着可以与东部媲美的古迹秀色，一座清凉山，还有一处乌龙潭。夸张地说，南京中医药大学正所谓是依山傍水，采得自然灵气，才造就出这所中国著名中医高等学府的精深学术和大量优秀人才的呢。”

“啊哈，是迪罗医生吗？”萨利姆一点都未因被当众指出错误而感到尴尬，反而兴奋地高声招呼起来：“你这个国际通！不过我会很奇怪的，您没有到过中国南京，怎么就这样熟悉南京情况呢？”会场上一阵躁动，许多人肯定的口气：“哦，真是迪罗！”也有窃窃私语地互问：“他就是迪罗吗？”感觉上，这个迪罗显然是有点什么来头和名气。

“对不起！”我循声放眼望去，靠后门末排座位上，站起一个年龄大概在三十多岁，十分壮硕的大块头。一脸连鬓络腮的虬须似乎连口角都挡住了，真有点中国民间文学中，传说苏小妹雅谑其兄苏东坡“欲寻口角无觅处，忽闻毛里有声传”的好笑模样。外形虽然粗犷如是，但声气里却有架在鼻梁上金丝眼镜般的儒雅谦恭：“我打扰了萨利姆先生的讲话，好像也破坏了上课秩序，我再次向大家致歉的同时，还想再补充一句，我之所以能对萨利姆先生及时地指误，是由于我最近一直在查阅所有能搜集到的有关南京和南京中医药大学的资料，因为我即将被我的国家作为政府选派的公费生保送到南京，并将在南京中医药大学进修学习中国神奇的中草药和针灸推拿疗法了。”说到这里，迪罗的语调里显然流露出十分的自豪和骄傲，而他的话刚说完，会场上就立即响起了更大的一阵啧啧垂羡的躁动。

我十分赞赏迪罗的这种率直，总之，那次讲座后，我就和大胡子迪罗交往并开始了友谊。从萨利姆的介绍中，我得知迪罗不光是位闻名于欧洲的最年轻的面颌外科医生，使他更为著名于公众的，是他在一次抢救高速公路特大车祸的受伤者过程中，表现出的果敢、友爱以及他累晕倒在连续长时间奋战的手术台前的感人事迹。据说，当时欧洲的媒体几乎都同时报导并褒赞了他，而使他成为了英雄样的人物，也更成为了众多洋妞们心目中的偶像呢。

我还曾私下调侃过是“钻石王老五”的迪罗：“这么多追求你的好姑娘，你可不要应了我们中国的一句俗语，‘满箩挑瓜，挑得眼花’哦！”

迪罗却笑着回答我说：“我的家人和朋友们都关心着我的婚姻，可这是一个很严肃的问题呢，我会按照我的选择标准去寻觅的。”

“那你这个问题解决后，可是一定要通知我们的啊。”

迪罗不乏幽默地向我眨眨眼：“届时我可能会疏忽报告我的每一个朋友，但是，我已经预先通知了大家，请您也记住，哪天您发现我剃光了胡须，那就是我有了心上的最爱！”嗬，这个家伙，还挺会营造悬念和浪漫的呢。

以对医学颖悟的理解，居然使迪罗在很短的时间里，就登堂入室了中医的殿堂。而面对中医宝库里流光溢彩的奇珍瑰宝，这个在本国甚至欧洲医学界都已有了较大声望的外科医生，却以他手术刀似的果断，即刻采取了“心动”不如“行动”的做法。于是，首先就在他从南京学习归国后的不久，我就受邀来到了他的家乡——意大利的小山城拉奎拉市。

拉奎拉位于罗马的东北方向，自北向南绵亘意大利境内的阿必林山脉衍生起伏的大小峰峦将其环抱于中。盛夏的 7 月，从南京过分“火热”的欢送，到罗马“热情”依然的欢迎，两个大都市“热岛效应”的天气，都使我一直汗流浃背着。而当以平均一百多公里的时速，从众多穿山隧道平坦公路上驱车两个多小时，进入到拉奎拉这个小山城的领域时，即刻就感到阵阵合着草木清香的凉爽扑面而来。“大都市”们带给我的喧嚣和烦热顿时一扫而光，立马感到

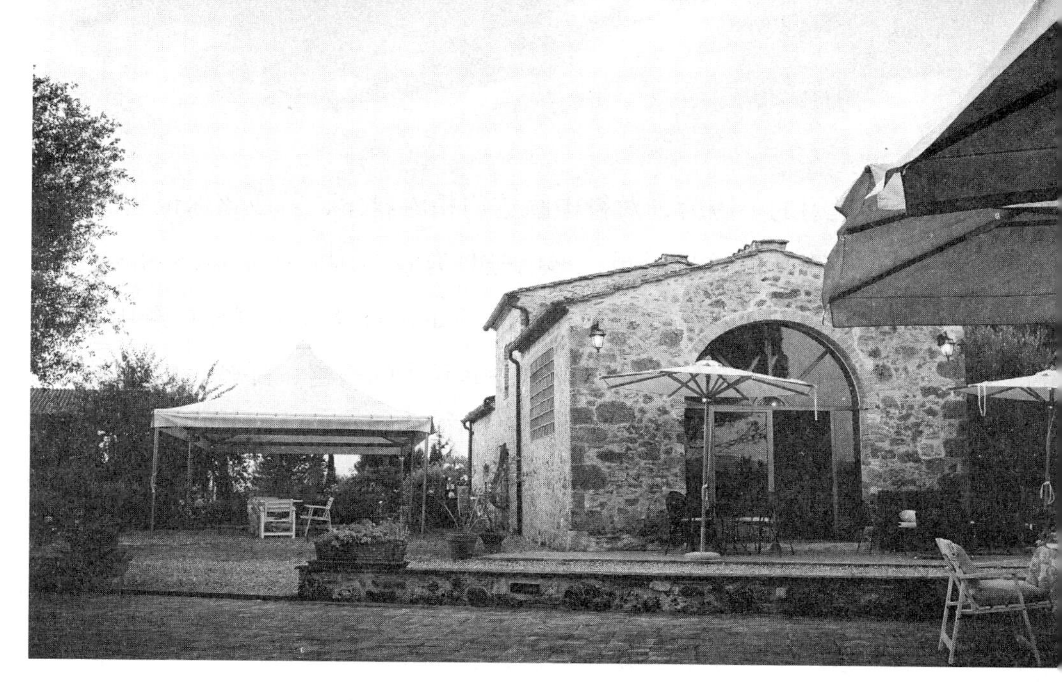

无比惬意的身心舒适，让我有点惊讶地张望起来：四周错落有致的群山，近处低矮的一派隽秀碧翠，而远方雄浑的葱茏苍莽后，还卓尔不群地兀立着众多依稀尚披挂着皑皑白雪和冰凌的高峰，傲然静默中，阳光下折射出耀眼璀璨的寒光……

“拉奎拉的平均海拔在七百公尺左右！”颇会察颜观色的迪罗，此时在一旁及时地补充说。“哦，难怪呢，这样的自然生态环境，拉奎拉不就像是一个大冰箱了吗？”听到我的玩笑话，迪罗也笑着调侃：“我也知道，你们南京是个大火炉呢！不过，阴阳冲激，易生疾病，您可要多加保重啊！”嗬，这个大块头，不光能理解了中医的致病道理，还挺会关心人的呢！

拉奎拉首期中医学习班开课的时候，只有十七个人，看到我有点失望，迪罗笑着安慰我：“在意大利，您一下子就有了这么多的学生，就很是不错了。其实，这次报名参加学习的远远不止这么多人，但经过我对他们资格的审查，不符合条件，我是不会同意他们参加学习的。因为，对待中医这门精深科学，就应该保证它的严肃性。而现在的这批学员，都已是具有我们国家认定资格的医生了，他们中许多人都很有临床经验。但是，自从我了解和接触中医后，我觉得我们西医缺乏和忽视了一笔巨大的财富，那就是中国医学的治病经验。所以，我希望通过您和您的同道们，在我们意大利很快就培养出一批既有我们西医能力，又有中医知识的更加合格的医生，来为我们国人造福。”

听了这个比我小许多的异国朋友一番话，我震惊地久久凝视着他，倒不完全是因为他许多优秀品质外还具有的原则性，而是令人想不到的是，这个年轻大胡子的学术思维和胸怀竟还这么深邃和开阔。他如此地表述的，正是对我们在国内还在闹嚷嚷讨论着的中西医结合问题的回应啊！想想国内有些全力标榜所谓现代医学，而又否定抽象的传统中医的人们，我想，如果让他们听听和看看迪罗这个真正西医的见解与行动，那他们一定会汗颜不止，而要再次深省和反思的吧？我心里由衷地感慨和赞叹着，哦，迪罗！

这天下午的病历讨论课，本来进行得很是顺利，可是在我请黑人医生约翰回答问题的时候，没想到突然出现了一点意外的不和谐。“请你联系中医理论谈谈头痛的致病因素主要有哪些？应该怎样按照经络的循行来选取有关穴位呢？”原籍尼日利亚的约翰不好意思地搔着头，咧着嘴一脸憨厚的呆怔在那里。

“哪位能帮助他回答？”

来自西西里岛的女医生玛姣笑吟吟地站起身：“教授，现代医学认为，头痛是许多疾病临床常见的一种症状，主要是神经、血管和脑膜受到某些不良因子的影响而引起的病症，它可分为功能性和器质性两类。中医所说的头痛致病因素很多，总的来说，是不是有内伤‘喜、怒、忧、思、悲、恐、惊’的七情？还有外感‘风、寒、暑、湿、燥、火’的六淫吧？另外就是中医所说的另类原因，就是包括跌扑损伤在内的‘不内外因’是吗？”这个聪明机灵的姑娘，她高度的概括，真正是凝炼到“一言以蔽之”了，我不由得也只好和着大家的笑声点头算是首肯了她的第一部分回答。

“治疗头痛时，用针灸或是‘以手代针’的推拿按摩方法操作，可以先确立一个基本的治疗组方，比如后头颈正中突起的枕骨粗隆两斜下方凹陷的风池穴、肩上中点的肩井穴等；然后再根据头痛的部位选加不同的经穴。

一般来说，前头痛是阳明经病变，多为眼、鼻、咽喉等疾病引起，也可以见于贫血的患者。这就要加选两眉中点的印堂穴和手拇指与食指并拢时肌肉最高处的合谷穴；偏头痛为少阳经病变，多为耳病、牙病及妇科病引起，可以再加小腿外侧腓骨小头下凹陷处的阳陵泉穴；头顶痛为肝经和督脉病变，多为神经功能性的问题，如神经衰弱、神经官能症等引起，在基本经穴基础上，可以再加两耳尖连线在头顶部中点的百会穴；后头痛为太阳经脉病变，多为高血压、颈椎病等引起，加膝窝中点的委中穴；而全头痛多为脑动脉硬化、脑震荡等引起，基本组方再加足掌屈曲时凹陷处，就是肾经的涌泉穴就可以了。哦，累死我了……”

玛姣连比带划的一口气正确完整地回答完问题，最后一声娇声娇气意大利语气的拖长音“妈妈迷呀！”意思就是我们中国话的

“我的妈呀！”惹得大家哄堂大笑起来。

也就在这笑声刚落的一刹，玛姣年轻的老乡马里奥可能是想讨这个漂亮姑娘的好吧，忘乎所以的一句：“还是我们欧洲人聪明！”真正是有“于无声处听惊雷”的感觉，顿时，教室里一下寂静无声，在场的人，一下都脸色凝重起来。我也清楚地知道，马里奥这句话里并没有包括对我这个中国老师的不敬，但他多少是暴露了潜意识里对约翰的些许种族歧视的意味。果然，听懂了潜台词的约翰沉下了脸，抗议似的立即收拾着书本和纸笔，显见得是马上就要离去。

“约翰医生，请您原谅，如果马里奥医生还没有从广义上意识到，现代文明的发展和社会前进，是离不开我们全世界各个民族共同努力结果的话，我觉得离开这里的不是您而应该是他了，因为他就很急需补上这一课的。当然，我想以我对马里奥医生的了解，他的人品和知识决不会浅薄到那一步的，您说是吗？”

此际我看到一贯和善的迪罗，正以饱含愠怒的炯炯目光，不屈不挠地逼视着马里奥；同时我也注意到，年轻的马里奥在大家的沉默和迪罗深意的问话中，也确实感到了问题的严重性，俊朗的脸上一会红一会白。当他终于抬起头的时候，只见他感激地对迪罗笑笑，然后起身大步地走到约翰的身边，拉起他的手，真诚的一句：“对不起……”教室里立即响起了长久的热烈掌声；而我这时更真切地看到，富有正义感和文明理念的迪罗，投向紧握在一起黑、白两只手的目光里也熠熠闪烁着欣喜的润泽……我不由得心头也是一热，又由衷地感慨和赞叹着，哦，迪罗！迪罗！！

再一次击节赞叹我的异国朋友迪罗时，是我连续七赴意大利，但这年暂不能应邀而卧病床箦时。人在病中，思绪万端，忆及七年里，迪罗以拉奎拉为基地，带着我南到罗马，北上米兰，飞渡西西里，驱车佛罗伦萨……宣传发展中医的足迹可以说是遍布了这个欧洲文艺复兴的发祥地。共同的事业中，我们为工作而争辩，为成绩而喜悦，而我们之间的友谊也更加与日俱增着。

辛勤耕耘而终于迎来收获的迪罗，想把“意大利江苏中医学校”成立的喜讯，在第一时间里向我报告的同时，得知了我因病即将手术。当晚，一个熟悉而又亲切的男中音，通过电波就震动了我的耳鼓：“教授，我是迪罗，我了解了您的手术资料，我要告诉您的是，您的手术将没有任何问题；再要告诉您的是，您后天手术时，我将

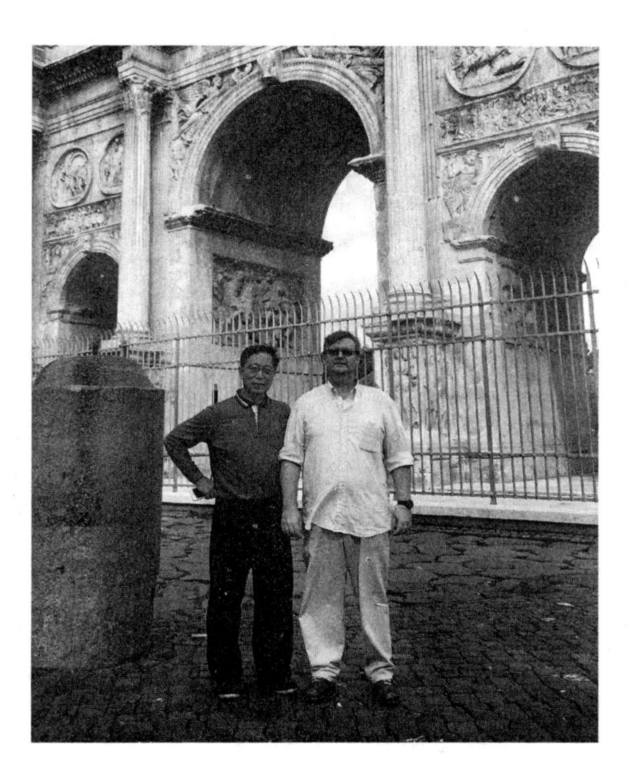

准时从意大利来到您的身边为您祝福；还有嘛，尽管我想见面时让您自己观察的，但是抑制不住的喜悦还是令我要向您第一个透露一点关于我个人信息，这就是我将以一个‘全新的面目’来见您。我最尊敬的朋友，您明白我说的意思和这个信息的美好含义了吗？”

哦，迪罗！迪罗！！迪罗！！！

迪罗兄弟般诚挚的友谊深深激动着我，情不自禁地出声感慨和赞叹中，我也在苦苦地费猜：到底什么事情会叫迪罗如是喜悦的呢？

小贴士

头痛

头痛是临床上十分常见的症状，它可见于多种急慢性疾病之中，亦可单独出现。疼痛发作时以头部前额、头顶、头侧或满头皆痛为特点，有器质性和功能性的区分。一过性功能性头痛随原发病可以痊愈，但有的功能性头痛可以反复发作，长期存在，严重时影响学习、工作和生活质量。除对症及时治疗外，消除头痛还应遵循如下十要素：均衡膳食、戒除辛辣；放松生活节奏，保证充足睡眠；常做深呼吸消除焦虑情绪；加强运动锻炼；端正体位动作，消除不良姿势；常做头部自我按摩方法；多洗淋浴、热水泡脚；多项活动，转移注意力；学会静心、闭目养神；正确对待、坚持工作。平时，如发生头痛，请不要急于服用止痛药，因为在未查清楚是何种原因引起头痛前，盲目服止痛药是有害甚而会掩盖严重病情的。

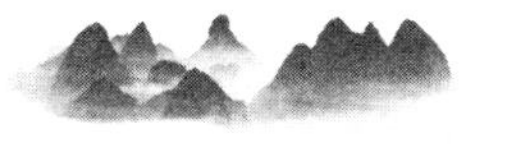

事后我告诉迪罗，从皮耶罗的脉象和整体情况来看，他的身体情况和他正值壮年的年龄是不相符的，因为三部脉细，这说明整体气血不足，而双尺脉更现弱像，则表示人体的根本，也就是肾气已经衰惫了。那么，肾主骨，齿又为骨之余，齿浮虚痛，这就更加说明皮耶罗的身体是有早衰的表现了。我没再深究迪罗当时面现的复杂表情，只是附和着他，一齐为可怜的皮耶罗做了一声深深的叹息。

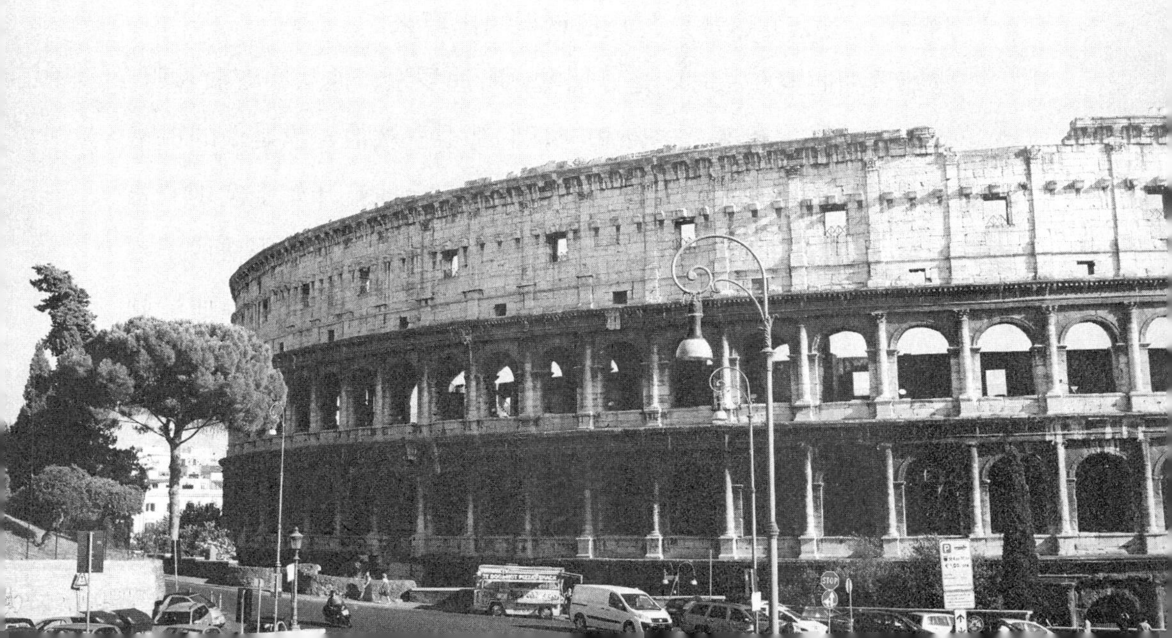

从中国到罗马有许多航线和航班。虽然许多国外的航班服务更优秀，但我多次体验的结果，最终还是偏爱从北京直飞罗马的中国民航。这其中的原因，除一路可再多一点感受空姐们甜甜的亲切乡音外，最主要的还是早上九点从北京起飞，蓝天白云中翱翔十一个小时，到达罗马也才是当地时间下午一点左右，这两地间七个小时的时差，通常会叫我多少对有点像“时光隧道”的意趣产生十分神往的感触。

每次都是迪罗和他的好友皮耶罗来接机，可是这次却让我感到有点意外。“你好，迪罗！皮耶罗呢？”还未等迪罗笑吟吟地打完招呼，我就迫不及待地发问起来。“哦，教授，您是问可怜的皮耶罗吗？他这次再也不会为他的牙齿烦扰您了，泡娜昨天只一棍子就帮他彻底地解决了问题……”

“你这话是什么意思？”见我十分诧异，迪罗不再和我贫嘴与幽默：“是这样的，本来他说好今天还是要和我一块来迎接您的，可是昨天泡娜发脾气，他忍不住顶了一句嘴，泡娜没和往常一样用手抽他嘴巴，而是用棍子代替了一下，结果皮耶罗那两颗病牙当场就被打掉在地上了。今天我去约他，他的腮帮子还在肿着呢。”

“啊呀，怎么会这样！”我惊讶得叫出声来。

皮耶罗和迪罗在儿时就是好朋友，听迪罗说，他从小就很乖巧，学习等各方面都很优秀，老师和同学们都很喜欢他，只是他的性格内向，胆子也很小。成婚后，照迪罗的形容，他就开始走向了“悲惨世界”。他的妻子泡娜从开始向他发脾气到动手打他，很快成了家中的“保留节目”。而皮耶罗每次受气和被虐待后，都会向迪罗倾诉，气得迪罗牙痒痒的，每次要代他去找泡娜打抱不平，可是皮耶罗又会苦苦哀求迪罗算了，并且说泡娜还是十分爱他的，这又气得迪罗“恨铁不成钢”地在多次狠狠数落过皮耶罗后，发誓说自己一定要谨慎，不找到真正的婚姻，决不轻易结婚，而且还因此蓄起了胡子，大有我国人中梅兰芳等名士“蓄须明志”般的慷慨悲壮。

第一次见到皮耶罗，是他来迪罗的诊所找我看牙痛。早就从迪罗那里知道了他的一切情况，可我怎么也不能把眼前这个谦恭有礼、体态匀称的大个子，和他所经受的那些“苦难”联系在一起。唉，这真正也是另一种“人不可以貌相”啊。

感慨万千中，皮耶罗主诉告诉我说，他的左上一排臼齿经常疼痛，牵连到下牙也有许多的不适。就连迪罗这样好的牙科医生也未能说出什么原因来。我仔细地诊察了皮耶罗的脉象，发觉其三部脉细而尺脉尤弱之中，左手寸、关还隐现着亢、弦之意；再观其舌，舌质偏红，苔薄微腻；即再问其疼痛性质，又告知是隐痛绵绵，常无休止，甚而感到痛齿有浮动感。

我微微叹息地摇摇头，没有顾及一旁疑惑着欲待张口提问的迪罗，郑重地拈起了几根 1.5 寸的针灸毫针，依次扎向皮耶罗的手部拇、食指并拢时肌肉最高点的合谷穴，手背腕横纹向小臂上三横指、两筋中的外关穴；足背第一、二趾间缝纹端的行间穴和足背二、三趾间缝纹端的内庭穴以及足内踝高点与跟腱之间凹陷的太溪穴。

最后我又用食、中指相叠，一边按揉着皮耶罗面颊部下颌角咬肌隆起最高点的颊车穴，一边对着环绕在一旁见习的洋弟子们解释说：“牙痛的病因很多，现代医学认为除龋齿外，急性根尖周围炎、牙周围炎、智齿冠周炎、牙本质过敏以及一些不明原因均可以导致这种病症的发生。但是，从中医的角度来看，一般认为主要还是由脾胃有热，郁而化火的实症以及肾元亏虚，虚火上炎的虚症等两种原因引起。牙痛患者主症除患齿疼痛，且遇冷、热、酸、甜等刺激加剧外，实症患者疼痛剧烈还可以兼见到口臭、便秘等；而虚症患者还会伴有齿浮、神疲乏力的一些症状；当然也可以见到像皮耶罗先生这样虚实夹杂的情况，总体治疗都可以采取我刚才选用的那些穴位。但有一点我要向大家介绍的是，由于经脉经过的部位、路线不同，所以治疗牙痛，取穴也有特殊性。比如下牙痛，因为大肠经支脉经过下齿龈，所以就要必选这条经上的合谷穴，又因为合谷穴是人体三百六十一个经穴中作用很大的'四总穴'之一，所以头面部的一切疾患都可以用它来作为主治穴位。而上牙痛由于是胃经经脉通过，所以取穴中就必须要选用我现在正在按揉的颊车穴。当然，我多次都说过，如果患者不愿接受针灸方法，全部用'以手代针'的点穴按摩方法也是会收到很好效果的！"

事后我告诉迪罗，从皮耶罗的脉象和整体情况来看，他的身体情况和他正值壮年的年龄是不相符的，因为三部脉细，这说明整体气血不足，而双尺脉更现弱像，则表示人体的根本，也就是肾气已经衰惫了。那么，肾主骨，齿又为骨之余，齿浮虚痛，这就更加说明皮耶罗的身体是有早衰的表现了。我没再深究迪罗当时面现的复杂表情，只是附和着他，一齐为可怜的皮耶罗做了一声深深的叹息。

由于我经常为皮耶罗治疗，又由于我和迪罗的友谊，十分忠实于迪罗的皮耶罗，自然也十分尊重我，并且以我是他的朋友向人夸耀和骄傲着，还每每把我作为他向泡娜"请假"外出的挡箭牌呢。

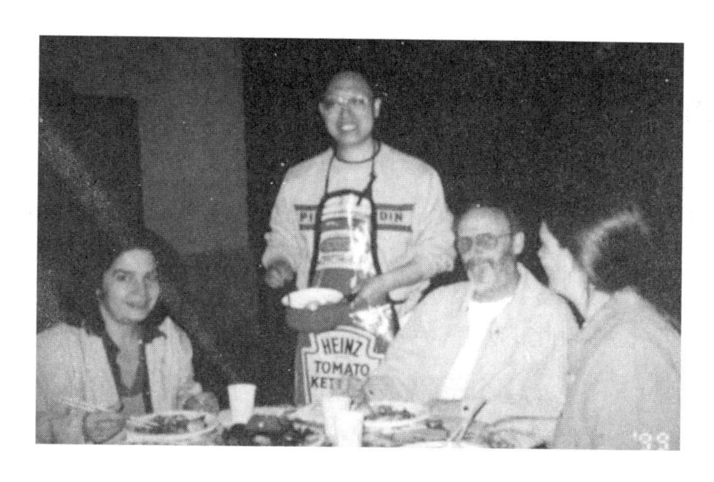

记得有好多次晚上，我和迪罗工作结束经过他家时，迪罗都会打电话到他家，一会儿，就能看到皮耶罗如遇大赦般地兴冲冲从家中跑出来，毫不难为情地对我们说："我对泡娜说，是中国教授约我出来的，她就没办法阻挡我出来了！"那种洋洋得意的样子，经常叫我和迪罗为他哭笑不得。

而最有趣的是，一次我在住处做了几个中国菜，邀请迪罗和一众人等聚餐。皮耶罗也在座，大家的话题很自然地转向他怕老婆的问题上来。许是多喝了几杯，真正是"酒壮英雄胆"吧，皮耶罗竟然从没过的气壮如牛起来："我才不怕泡娜呢，你们看我今天在这里玩通宵，她敢干涉，我就饶不过她，哼……"

也真是无巧不成书得很，正在皮耶罗难得斗胆大话一回时，他的手提电话竟然凑趣似的铃声大作，只见皮耶罗陡然一怔，抖呵呵地才"喂"了一声，众人注视下的静场中，手机那头传来了泡娜一阵劈头盖脸的大声呵斥和咆哮声。连声喏喏里，只见皮耶罗刚才的神采飞扬早跑到"爪哇国"去了，眼光一点点黯淡着，还算高大的身躯也一点点的委顿下来，看在眼里，我蓦然记起苏东坡慨笑其友惧内的诗句“忽闻河东狮子吼，拄拐落地心茫然”，于此情景是何等的贴切！

那天，皮耶罗冒着瓢泼大雨，放下电话即刻匆匆离去的情景还历历在目，今天居然又听到迪罗告知他竟然被泡娜打掉了牙齿，真正叫我震惊并感到不可思议。唉，想不到“惧内”不光我国古时有之，文明进化到如此的现代异邦，也还有着如此有过之而无不及的情景再现呢！不过，这个泡娜泼而近似悍了，我看即使动员皮耶罗熟读并且效仿莎翁的《驯悍记》去做，可能于泡娜都是无济于事的了。看来，我真是要同意迪罗的观点，由他来加强皮耶罗的法制观念和自我保护意识的教育，而由我来加紧研究“惧内”也就是我们国内常开玩笑说的“妻管严”的治疗方法呢……

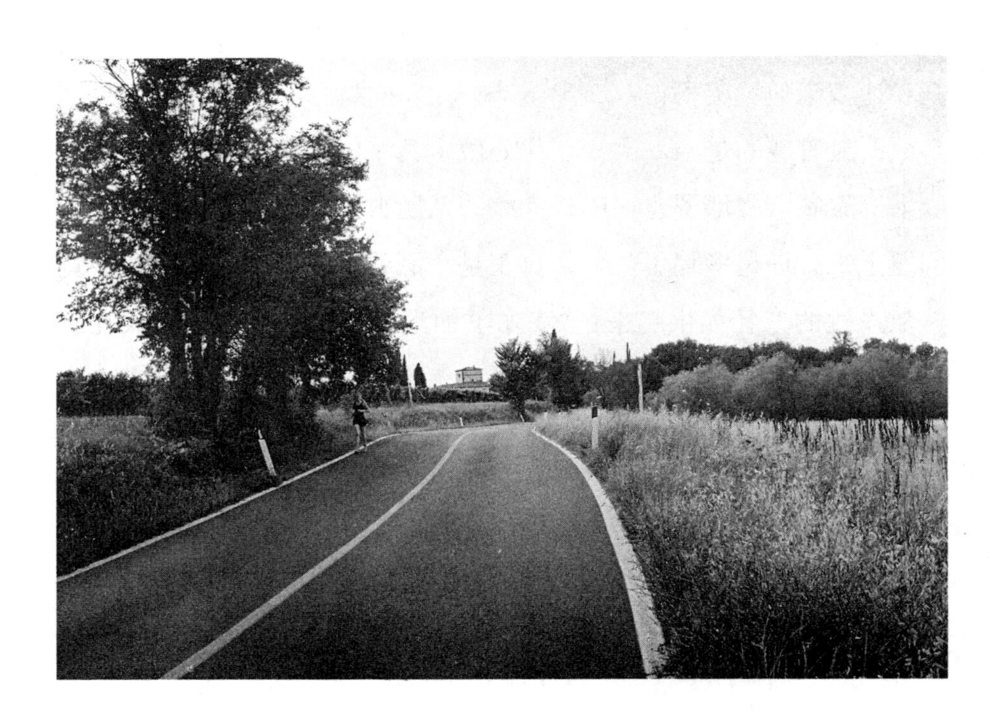

这次到达意大利，由于皮耶罗的事件，我和迪罗情绪都明显地受到了影响，在从罗马驱车往拉奎拉进发的近三个小时里，都不像以往久别重逢的那样多话。直到汽车从诸多钻山隧道中驶出，进入到美丽的拉奎拉时，我们才摆脱了那些不良情绪的缠绕。

夕阳笼罩下，这个如同碗形的小山城一派辉煌。远眺苍茫群山，视野极为开阔，只见峰峦起舞，流云逶迤……静谧之中的街心广场周围，矗立着许多雄浑高大的教堂与楼宇，这些比萨、罗马风格的灰色和白色大理石建筑，形体坚毅而不失柔美，雕塑华丽而更显庄重，其中间或相连着的长廊、骑楼，曲线流畅地把各色各样的商店、银行、饭馆、酒吧和谐地连接在一起，拱壁一圈地形成了这个城市的中心。而街边花园里，精心种植的色彩缤纷花草合着临街阳台上也怒放着的奇卉异葩，一簇簇，一盆盆，极有层次地向大自然展现着娇艳多姿的美色。

看到我和以往一样赞叹的神情，迪罗又憋不住地再次夸赞和介绍起他的家乡来：“教授，您别看我们拉奎拉只是一座不到六万人口的小山城，可它的名气却大着呢。首先您要是知道它能成为意大利阿普鲁斯省的省会，在我们这个曾是举世闻名的古罗马帝国占据重要的一席，您就会对它刮目相看了……”“哦，好啦，好啦，尊敬的迪罗先生，我都快成为拉奎拉的荣誉市民了，难道我还对它的历史不了解吗？”听到我这样的揶揄，迪罗禁不住得意地笑出声来。

确实，不用迪罗再进一步的介绍了，连续几年的拉奎拉之行，我已经多方面、多渠道地对这个小山城有了探幽发微的全面了解。

首先，我知道虽然位于欧洲南部的意大利面积只有我们中国的三十分之一，但它的国土大部都伸入到了地中海的亚平宁半岛上，所以海岸线十分的曲折延长。再加上绵亘北部的阿尔卑斯山脉和南向伸展着亚平宁山脉的纵贯，这样形成的独特地形地貌，就使得迪罗这样因有着可资炫耀的古国历史和文化的意大利人，更因国土自然风光优美，景色秀丽而愈加挺胸腆肚的骄傲不已。他们除了把“小牛生长的乐园”释义引申为国名外，还欣然为他人把意大利赞美称为“欧洲花园”“阳光之国”等而沾沾自喜呢。

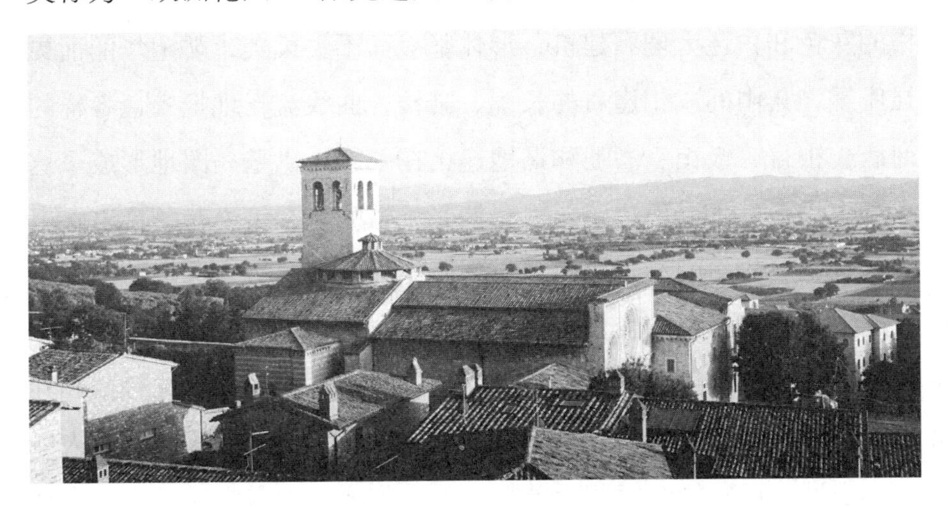

从公元前2世纪到公元3世纪的彪炳史册、不可一世的古罗马帝国，到十四至十六世纪推动世界文明前进的文艺复兴，都是意大利人“过五关斩六将”津津乐道的谈资。可是，不可违背的历史前进规律，却也教健谈几近饶舌的意大利人有“走麦城”的黯然神伤。那就是在中世纪时，随着罗马帝国的衰亡，外族的入侵，也像我们古中国诸侯割据一样，封建领主们纷纷圈地封疆，由是兵戎相见、战乱不断，意大利陷入了历史上的黑暗衰落时期。

而当时拉奎拉这个小山城的最早统治者，拥兵自重，以崇山峻岭的地形险要，和互不结盟的明智，绳墨约己并告诫后世，牢牢地固守着这方疆土。所以，拉奎拉虽有闭关自守的狭隘，但却由于免于兵燹战乱，一直还保持着千余年的历史文化沿革。而当欧洲“文艺复兴”风靡到这里后，诸如诗人但丁、彼特拉克，作家薄伽丘和画家达芬奇、拉斐尔、乔托、提香以及雕刻家米开朗琪罗等文艺复兴运动先驱们的诗歌、音乐、绘画、雕刻、建筑方面的典雅优美，也都在拉奎拉留下了深深的痕迹。

所以，小小的拉奎拉山城保留完好的历史遗迹和文化名胜，以及美丽的自然风光，这都是其傲然跻身罗马、米兰、佛罗伦萨等意大利名城行列的优秀资本。另外，在不大的地域上，还有着拉奎拉人引以为骄傲的九十九座风格各异的天主教教堂。还有一个更令世代拉奎拉人优裕睥睨他乡之人的一种特殊荣耀，那就是在这块生养他们的家乡土地上，还产生过一位令人敬仰千秋的罗马教皇。

还是像以往我每次到达时一样，迪罗首先就把我带往他位于拉奎拉市中心的家中。电梯里，我抑制不住内心的激动，急切地问迪罗：“父母和妹妹都好吗？”听到我十分亲切地发问，迪罗也很感动的同时又不无遗憾地解释说：“他们都很好，也十分地记挂您呢！可是明天您才能见到他们，今天他们到外地旅游去了！”

“啊？”我很失望的样子惹得迪罗不禁笑着又和我逗趣说：“你是怕今天吃不到妈妈和安娜妹妹做的美味饭菜吧？不要紧，今天看我亲自下厨做一顿正宗的意大利饭菜给你吃。”

迪罗也近四十岁的年纪了，尚未成婚的他，仍是和父母及也是单身的妹妹安娜住在一起。在这个和睦融融的家庭中，两位老人对子女的慈爱，兄妹之间的互敬及对老人的孝顺，教我深深地感受到这个幸福家庭的温馨和美妙的天伦之乐。而我在拉奎拉的生活中，常得到他们亲人般的照顾，教我今后也许永远也都不会忘怀。

当然，迪罗开玩笑说到的他家中饭菜味美，也确实如此。记得那前几年才到欧洲时，我实在是因感觉餐馆的西餐难以下咽而每每发怵。而在迪罗家里，其母和妹妹安娜显然掌握了意大利饭菜烹饪的精要，吃了经过她们调制的饮食，教我重新对西餐刮目相看，并渐而愈发对意大利尤其拉奎拉的餐饮钟情并探究起来。

其实，意大利的饮食也是很讲究的，先且不说正餐各种肉食蔬菜的快颐，也不说餐后各色甜点的可口，只说主食意大利面的种类和花色，就足以叫人印象深刻了。意大利面中除面条叫作 Spaghetti 外，其余各种实心、空心面点统称为 Pasta。据迪罗介绍说，诸如方、圆、筒状、三角、螺旋、菱形等等形状各异，数百种之多的 Pasta，都是跟着“文艺复兴”潮流渐渐发展起来的，这么说来，意大利人真是一个富有艺术气质的民族，可以把文艺领域的巨大变革也折射到小小的面食上来，这在世界上恐怕也是绝无仅有的了。

意大利面好吃，不只是它的柔韧咬劲，最主要的还是离不开它的拌酱。最常见的是酸甜可口的番茄酱，但针对以上说的百种之多的面形，意大利人则又煞费苦心地创造调制出更多种类的拌酱来。怎样排列组合，怎样让意大利面更好吃，这中间的“搭配法则”也是很繁琐的，既要考虑到面的形状、体积、粗细，还要考虑到酱本身口味的浓淡、质地的稀薄……真没想到，小小的一盘意大利面，讲究还这么多呢。

看着迪罗一阵忙乱，时间倒不长，他做的意大利饭菜就上桌了。是几大块鸡排，一碗撒着盐花的水煮青菜，再就是一大盆拌着番茄酱的意大利面条。然后，他又从冰箱里拿出一瓶矿泉水，在我们两人面前都倒了一杯，继而笑吟吟地举杯说："教授，我想对您最好的欢迎，应该就是这种家庭式的，照你们中国的说法，家常便饭的招待，会显得不见外和更加亲近，您说是吗？"

"好你个迪罗，不说你就这点烧饭的本事，倒还要来讨我的人情呢！"

迪罗听到我的笑骂，一边讨好似地往我盘中叉着鸡排，一边也笑着更加卖弄人情地说："我饭菜虽然做得不好，但我却还是立有一件很大功劳的。"说着，他变戏法似的从身后拿出一个本子，"我想您应该好好地感谢我才对！"

啊，这正是我去年在拉奎拉遗失的一本日记啊！我有写日记的习惯，一为记事备忘，二为有感而发，有时大块涂鸦，直抒胸臆；还有时几笔勾勒，点到为止。实际上这也为我喜好舞文弄墨，记录下了很好的素材。我十分高兴地从迪罗手上一把抢过这本一直引以为憾事的失物，随手就翻看了起来……

五月三十日　星期二　晴

又被屋顶上碌碌滚动的声音吵醒，今日决心看个究竟。晨曦朦胧中，披衣绕屋一圈，正觉未见异常时，忽然，空中斜刺里直冲向屋顶一只状似喜鹊的小鸟，只见其口一张，一核桃状的果核从屋顶急速滚下，“啪”的一声，果核落地破碎，小鸟忙不迭地啄食完其中果仁后，又欢快地冲天而去。啊，好个聪明的小生灵……这可能又是我在拉奎拉见到的一件奇事了！记之，当趣之他人。

六月二日　星期五　阴 时有阵雨

……许是周末，今日忙碌。看完全部预约患者，已是傍黑时分。但迪罗与我商增患者，允之再诊。一为男性老者，拉奎拉市区珠宝商也，前为左侧股痛延及小腿来诊，查为坐骨神经痛，中医辨为寒湿痹痛。当时使长针透刺环跳，行龙虎交战手法；再刺风市、殷门、委中、足三里、昆仑诸穴并留针加灸。今日主动复诊，欣喜相告，前针后疼痛立瘥，为巩固疗效计，要求续治。即以前法踵步！并应其邀，明日观赏其店珠宝……再见一叟并老妪，无需诊。谓其子面瘫经治痊愈，现外出公干，恐我回国不能面告再见，特嘱代为致敬。并亦邀去其府烧烤，殷切盛情，溢于言表！拉奎拉人诚朴如是，我当心系谨铭之。

六月二十七日　星期一　晴

拉奎拉地属山区，气候多变。夜来真正风狂雨骤，雷电交加，虽说是条汉子，还是被惊扰得辗转难寐，天亮时分，这风雨迅忽逝去，四周一片更加的静谧……推窗放眼，晨曦中的拉奎拉美景更加绰约，远处山城的中心，灯火璀璨，真正橘红如金，白灼似银，好像蓦然从天宫撒出的多彩珍珠，“大珠小珠落玉盘”似的把拉奎拉的黎明装扮得分外绚丽多姿……啊，多么美好的清晨，多么美丽的拉奎拉……

今天患者可能比较多，又要一天的劳累，不过，昨天迪罗就安民告示了，说是安娜将给我们准备丰盛的晚餐，我期待着！

……

“好馋！”翻看到这里，我不由得笑起自己来，弄明白了情况的迪罗也放声大笑着：“教授，我看您爱拉奎拉，并不完全是拉奎拉的景物、民风，您还贪恋着我们这里的美食呢！这样吧，我现在就再向您发出安民告示，明天，我们这期中医班的学员以及您在拉奎拉的朋友们，哦，当然还有可怜的皮耶罗，将又一次相聚在我们家举行 Party ，届时我们也将再一次地共同举杯向您说，我们、美丽的拉奎拉，都在热烈地欢迎着您！”

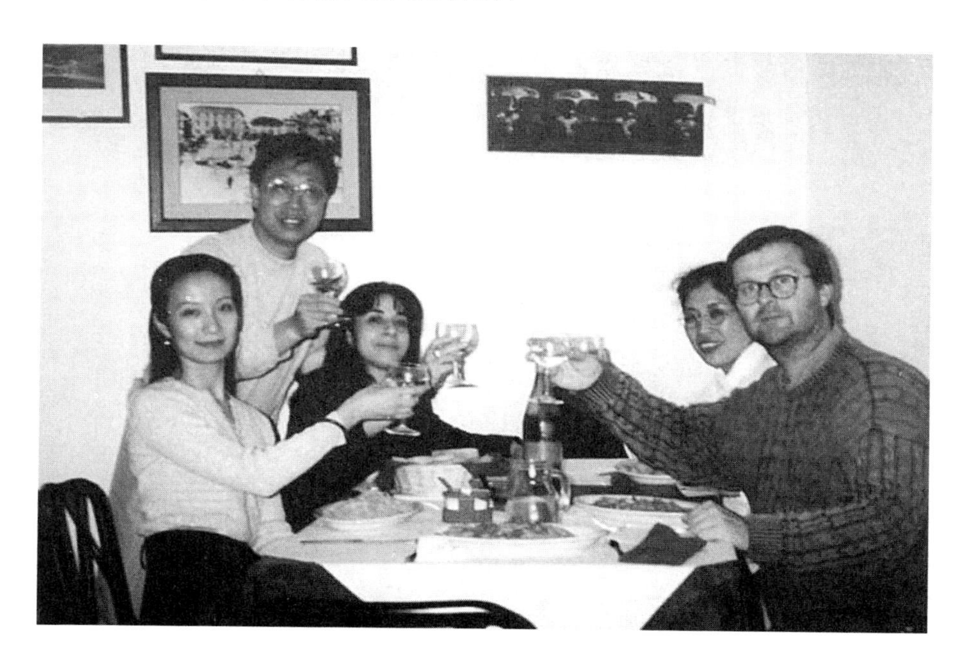

小贴士

坐骨神经痛

坐骨神经痛是由腰椎间盘突出压迫，坐骨神经干受到寒冷、损伤等多种原因引起，表现在沿坐骨神经通路即臀后、下肢后外侧及足面分布区发生疼痛的一种综合征。多数病例先有一侧腰部及臂部疼痛，并向一侧大腿后侧、腘窝、小腿外侧及外踝部扩散。其疼痛特点一般是在持续性钝痛的基础上呈发作性加剧，如刀割样、针刺样或烧灼样，并常常因弯腰、走路、咳嗽等动作加重。坐骨神经痛主要应针对病因治疗，采用针灸、热敷、推拿及整脊牵引方法，急性期可于腰骶部、大腿后侧及小腿外侧用刺络放血、梅花针叩刺等方法治疗。另外，治疗期间还要嘱患者保暖防寒，睡硬板床等。

民间验方中用醋炒米糠布包热敷患处，也不失为一种缓解疼痛的良好方法。

异域大医阿来希

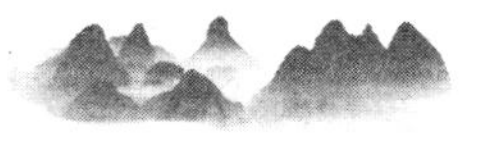

托尼是个很粗壮的中年人，典型欧洲人的高鼻凹眼，面色红赤，衣着和一双多毛的大手都沾着未洗净的油腻。回答询问时，我明显地感觉到了他呼吸中一股浓浓的热浊气味。他的舌苔是黄腻的，舌质有点紫暗，脉象弦濡滞涩……拨开他四周还算浓密的棕色的头发，可以看到在头顶正中部，一块如鸡蛋横剖面大小面积的皮肤湿疹，浸淫着黏湿的黄水，这部分的头发稀疏枯萎，就像久处暑湿水涝中倒伏的秧苗……

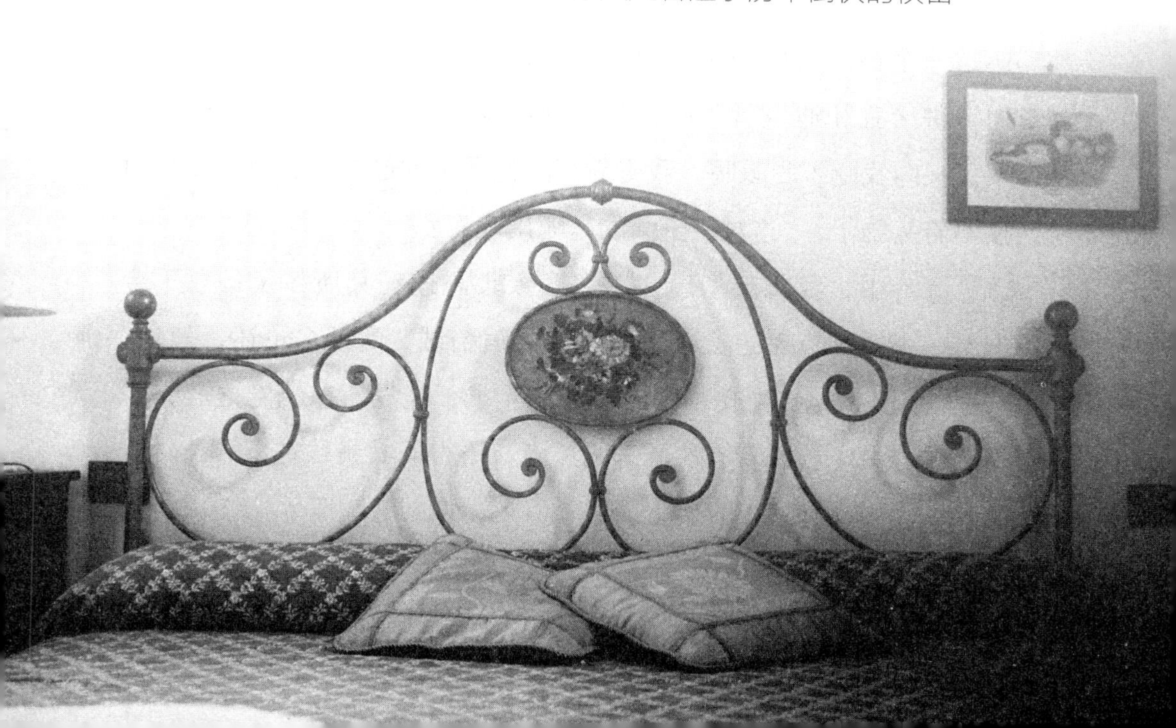

迪罗的爸爸阿来希是一位在皮肤科领域有着精深造诣和赫赫声名的老医生。尽管他已经退休多年，但众多求诊的患者还是叫这位年逾古稀的老人对行医欲罢不能。每天下午，他都要坚持上半天的门诊，有时还要忙得很晚，这种敬业的精神令我十分敬佩，同时又有许多的不解。先不说他做了一辈子名医，有没有富足的积蓄，也不说其妻还拥有着一家私人学校的全部股份；只凭着迪罗以精湛的整形外科技术在政府的一家大医院担任着面颌外科主任的丰厚薪金，还有他在正式工作时间之外进行中医的诊治和组织举办培训班等工作的额外报酬，这个家庭就够殷实甚而是十分富足的了，但阿来希医生这种老当益壮的饱满工作热情到底为的是什么呢？

这天下午，和往常一样，满头银发的阿来希医生又在我和迪罗之前，就来到了他们的私家诊所。听了我的殷切慰问，这个早就有了颐养天年辉煌资本的医学前辈笑着对我说："是啊，我也很想多休息一点，可是这么多慕名求诊的患者却叫我不得'安宁'啊！唉，谁叫我选择了医生这个神圣职业呢！哦，教授，听说你在中国还是一个很高级别的优秀中医教师，能把您对医生这个职业的认识，讲给我和迪罗听听吗？"说到这里，这个可亲的老人望望迪罗，又向我眨了眨眼睛，我看着突然低下头的迪罗，有点丈二和尚摸不着头脑了，"这对父子演的是哪出戏啊？"

沉吟中，我想起了唐代著名医家孙思邈在其所撰《备急千金方》一书中，有着这么一段题为"大医精诚"的著名论述，他说："凡大医治病，必当安神定志，无欲无求，先发大慈恻隐之心，誓愿普救含灵之苦。若有疾厄来求救者，不得问其贵贱贫富，长幼妍媸，怨亲善友。华夷愚智，普同一等，皆如至亲之想。亦不得瞻前顾后，自虑吉凶，护惜身命。见彼苦恼，若己有之，深心凄怆。勿避险峻、昼夜、寒暑、饥渴、疲劳，一心赴救，无作功夫形迹之心。如此可为苍生大医，反此则是含灵巨贼。”这段文字中，孙思邈就提出了作为一个医生的行为准则“凡大医治病，必当安神定志，无欲无求，先发大慈恻隐之心……”对于前来求治的患者要一视同仁，“不得问其贵贱贫富，长幼妍媸，怨亲善友。华夷愚智，普同一等，皆如至亲之想……”医生要把患者当作亲人一般，把患者的痛苦当作自己的痛苦，出诊时要不避路途的艰难险阻，不顾自身的饥渴劳累，“见彼苦恼，若已有之，深心凄怆，勿避险难、昼夜、寒暑、饥渴、疲劳，一心赴救，无做功夫行迹之心。”做到了这所有方面的医生，孙思邈认为则可成为好的医生或成为济世救民的“苍生大医”；但如若做不到甚而反其道而行之者，那严重的简直可和伤天害理的“含灵巨贼”相提并论了。“医生顾名思义，精髓还是在于医德啊！”深深的感触中，我就以这段原文仔细地向这对洋医生父子进行了详尽的解释。

阿来希医生赞赏地对我点着头，含笑转向迪罗：“孩子，你认为教授说的这些，对你还有启发吗？”迪罗有点脸红地望着阿来希：“哦，爸爸，您的意思我全明白了，教授刚才说的这位古代中医真正伟大，我想从我记事起，您就是遵从这样的意思教育和熏陶我的，我知道我现在所做的一切，向做这样一个真正的好医生方向努力确实还差得很远呢！我向您检讨昨天我对托尼的行为，不过，我不知道还有没有补救的机会了？”

阿来希欣慰地笑着说：“我想你已是一个很优秀的医生了，我也相信你昨天的行为确实是因为真心爱护我引起的，不过，任何时候都不要忘记‘医生’这个称呼的神圣含义啊！至于托尼，我已经设法通知他一会儿就来，让我们请教授一起来为他会会诊吧！”看到我一脸的茫然，迪罗主动向我说明了原委。

原来，托尼是阿来希医生的一个老患者，经济条件不是太好，阿来希医生为他看病，经常无偿并反会代他垫付药费。这些情况迪罗倒也并不反对，只是昨天托尼因为个人有事，就在未打招呼的情况下，径自来诊所要求提前诊治。而恰恰此际阿来希医生预约已满，但答应他加号最后再诊，可是托尼还是颇有不满。迪罗心疼父亲辛苦又不耐烦托尼的言行，语气可能有点过激，结果托尼负气而去。

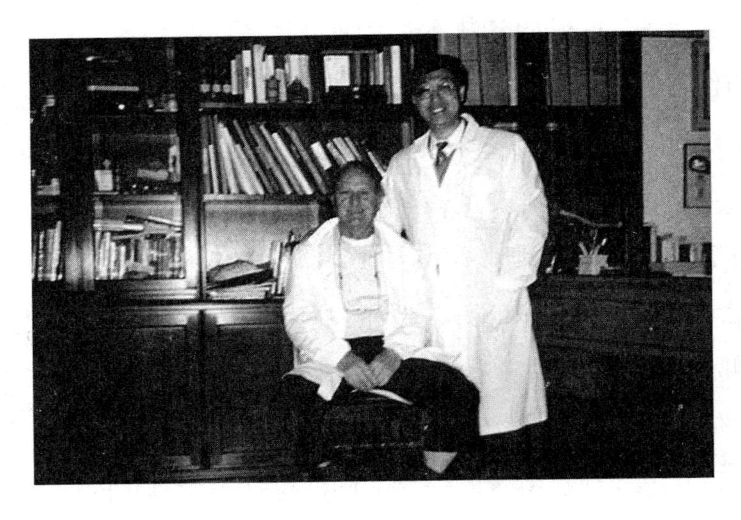

托尼是个很粗壮的中年人，典型欧洲人的高鼻凹眼，面色红赤，衣着和一双多毛的大手都沾着未洗净的油腻。回答询问时，我

明显地感觉到了他呼吸中一股浓浓的热浊气味。他的舌苔是黄腻的，舌质有点紫暗，脉象弦濡滞涩……拨开他四周还算浓密的棕色的头发，可以看到在头顶正中部，一块如鸡蛋横剖面大小面积的皮肤湿疹，浸淫着黏湿的黄水，这部分的头发稀疏枯萎，就像久处暑湿水涝中倒伏的秧苗……

“教授，确实如您所说，托尼所患是一种很顽固的湿疹，虽然我把他全身泛发的情况已经控制了，但就是头顶这里一直不见好转。今天就请您看看，中医还有些什么好方法？”听着这个元老级专家虚怀若谷、礼贤下士的请教，很受感动的同时，我也愈发打起十足精神，面向迪罗讲解道：“按照中医的病理机转分析，托尼体有湿热，这从望其面色红赤，苔色黄腻，闻其口有异味，问其心烦、便秘，切脉弦濡等等，即可以四诊综合判断出来。湿热久蕴为火，则发枯萎落……”

“但是，教授，你能解释一下，中医理论里说，水湿重浊，多为趋下而行，托尼的湿热又怎么能上到头顶部的呢？”看来迪罗问话还是很有点钻研精神的。

“哦，迪罗，中医里说的六淫病因，所谓的风、寒、暑、湿、燥、火，是有寒、湿这类阴邪不能上头的说法，但是六淫之中，风邪为首，所以又有‘风为百病之长’之说，这样由于风邪的率领，风寒、风湿那不就都可以作祟犯上了吗？”

“哦，那在托尼的病情中，您又是怎样判断有风邪致病表现的呢？”“啊哈，迪罗，关于这一点你可能确实不知道了。其实，这在中医现存最早的医学渊薮书籍《内经》总结的十九条病机中，其中有一条，叫作‘诸痛痒疮，皆属于心’。这是说疾病中，大凡有痛和痒疮症状的，这就都提示是有血热、心火，而致生风作祟了。更何况托尼的湿疹，病在头顶，那就更符合风性上扬的表现了呢！”

结合着说教，我在托尼头顶湿疹一周边缘，每隔一公分，用毫针沿基底部刺入，做了一个围针刺法，又在他头颈后两侧凹陷的风池穴，第七颈椎下的大椎穴，足部一、二趾缝端的太冲穴，以及肘横纹头的曲池穴、膝盖内上方两寸的血海穴和膝下内侧纹头的阴陵泉穴，都刺入了一针。留针之际，我又开出了一个祛风活血、除湿止痒的中药内服方：荆芥 10 克，防风 10 克，苦参 10 克，苍术 10 克，红花 6 克，丹参 15 克，生地 10 克，夏枯草 10 克，泽泻 10 克，生大黄 15 克。并嘱他服药期间，要食物清淡，少吃辛辣、肥腻。

这过程中，我注意到阿来希医生一直是认真地看着、听着，并不停地在本子上记录着什么，而迪罗则是一副内行看门道的样子，果然，他又提出问题来：“教授，围针方法我能够理解，这种方法能够局限病灶的发展，但是结合到体针，您为什么要用那几个穴位相配伍呢？”

“哦，迪罗，你看我们刚才不是分析过，托尼的病情有风、湿、热等几方面因素吗？所以，我选用风池这个穴位，先祛除邪风，使得湿邪无所相依，而再专用阴陵泉祛湿；又因为头顶部是肝经和督脉所过，托尼又有肝郁和火热的症像，而太冲属肝经、大椎归督脉，再加上这两个穴位又有疏肝、清热的特殊作用，所以刺激这两个穴位可以说是有‘一石二鸟’的效果；至于用曲池、血海这两个穴位，因为它们都有着养血、活血的功能，按照中医的治疗经验里，有句叫作‘治风先治血，血行风自灭’的俗语，那么在托尼整个治疗中，祛风应该是最主要的，而养血、活血又是祛风最好的方法，所以就要配伍这两个穴位……”

“哦，原来是这样，”迪罗一副恍然大悟，并且十分兴奋的样子：“我明白了，那您中药方里所重用的红花、丹参、生地这些活血的药物就是这个道理了！”我也很高兴迪罗对中医的理解是如此的一点就通，笑着补充说：“这就对了，中药方讲究配伍，古代中医甚至还衍生出君、臣、佐、使的说法，其实针灸组方、推拿选穴治病，也是同此一理啊！”

看着迪罗送走连声道谢的托尼，阿来希医生很高兴地说：“啊，这个病看得太有意义了，首先我从教授的讲解中感到了很大的兴趣，而且觉得中医的治疗方法是针、药、饮食调理多方面综合进行的，我想这样灵活多变的对症治疗，一定很有疗效的。所以，我决定今后也要向您学习一点中医，更好地为我的患者服务……”“啊，不好，不好！教授，您可不要教他，那样他就要更加劳累了！”还没听完阿来希医生的话，迪罗就性急地笑着朝我叫了起来。

“确实，对于我们来说，学习一些新的知识，更努力地工作，是要付出更多的辛勤，但我们得到的将是‘医生’这个神圣称呼，来作为精神升华的慰藉。而且，我今天更为高兴的是，迪罗不管在中医知识上，还是在为医做人上，也会有了更高的认识，你说是吗？”阿来希医生慈爱地看着迪罗。

哦，此情此景，这个场面和谈话，虽然朴实得几近无华，但油

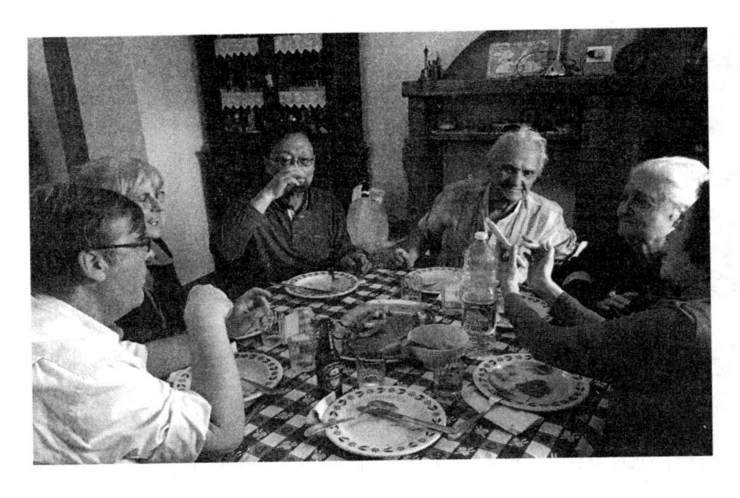

然从心底深处对阿来希医生顿生出的十分崇敬和仰慕，多年来，叫我一直激动到如今。

记得古籍中有言："夫大医之情，多不皎不昧，博览群籍，广拜求师，取百家医术之长，以实医理，此为医之道也。"阿来希医生如此饱满的工作热情和老而弥坚的好学精神，以及他对真正是有幸"幼承庭训"的迪罗言传身教、发自细微的教诲，他的"大医情、道"，他的"大医精诚"，都叫我也受益良多，亦将警策激励我直到永远。

小贴士

湿疹

湿疹是一种常见的皮肤炎性皮肤病，以皮疹损害处具有渗出潮湿倾向而形象得名。该病病程迁延难愈、易复发。

湿疹的病因及发病机制相当复杂，涉及体内、外多种因素。其临床症状变化多端，根据发病过程中的皮损表现不同，分为急性、亚急性和慢性三种类型。急性湿疹的损害多形性，初期为红斑，自觉灼热、瘙痒。继之在红斑上出现散在或密集的丘疹或小水疱，搔抓或摩擦之后，搔破而形成糜烂、渗液面。日久或治疗后急性炎症减轻、皮损干燥、结痂、鳞屑，而进入亚急性期。慢性湿疹是由急性、亚急性反复发作不愈演变而来，或是开始时即呈现慢性炎症，常以局限于某一相同部位经久不愈为特点，表现为皮肤逐渐增厚，皮纹加深、浸润，色素沉着等，主要自觉症状是剧烈瘙痒。

除对症治疗外，尽量寻找发病原因并去除之，注意调整饮食，忌食辛辣刺激，避免进食易致敏如酒类、海鲜贝类食物，饮食以清淡为好；另尽量减少外界不良刺激、如手抓、外用肥皂、热水烫洗等；衣着应较宽松、轻软，避穿毛制品或尼龙织品。

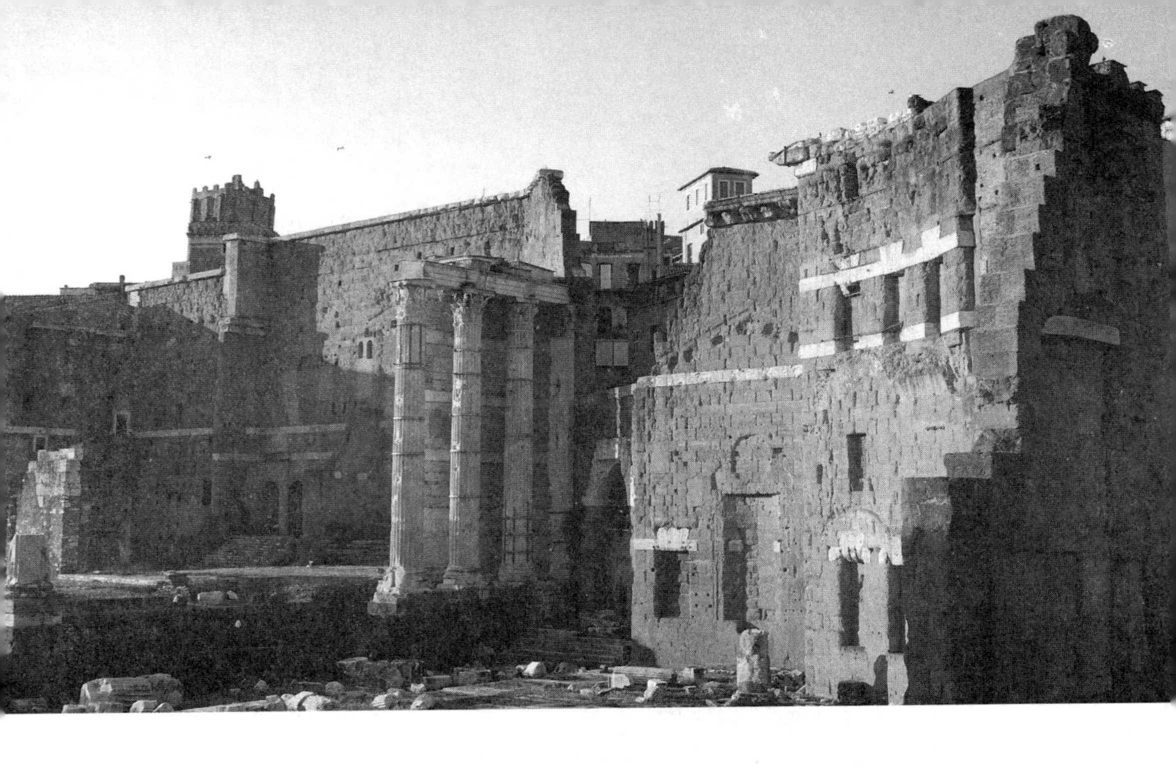

罗马的“雨花”诊所

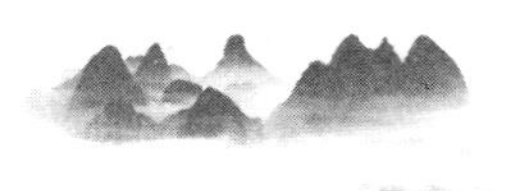

“啊，教授，您不觉得我的诊所布置就是‘知治神’含义的引申和发展吗？”丽罗娜含笑且得意的问话打断了我的回忆。是啊，包括了中华民族文化底蕴的许许多多内容以及声音、味道、颜色等诸多因素的配合使用，确实是可以对患者产生一种协同治疗的特殊效果的，看来这个丽罗娜医生真正是悟通且深谙了这“个中三昧”呢。所以，后来她的治疗效果奇好，患者爆满，学术和事业的双丰收，多少也得益于这些知识的综合吧。

“条条大路通罗马”不是我们中国所独有的俗谚，世界上许多国家都有这句话包含内容的归纳。说到底，这句话不外包括两重意思，其一是说罗马在人们心底的美好地位和向往，再就是蕴涵一重对人的鼓动和激励：就是只要你去努力奋斗，就可能会争取和达到一种理想的境界。

去意大利次数多，当然到罗马的机会就多，每次来到罗马，都会对以上这句话的第一重意思感慨万千，但是这回又一次来到罗马时，突然兼而有之，更在亚历山大·丽罗娜的诊所里，切切实实地悟通了这句话的后一重意思。

从小山城拉奎拉进入罗马，要到达丽罗娜的诊所，其实就是从南到北观光巡礼罗马城的一个全过程。

罗马这座现代与历史完美结合的永恒都市，位于台伯河下游丘陵地带，即是在以帕拉提诺山为首的七座山丘上发展起来的。在这个直径五公里的球形地域里，罗马以其帝国时代修筑的逶迤绵延的古城墙，环抱着众多闻名于世的名胜古迹。一路看去，世界八大古迹之一的古罗马竞技场、闻名遐迩的西班牙广场、气象万千的圣彼得教堂、千姿百态的特莱维喷泉、深厚庄重的博尔盖塞博物馆、巧夺天工的四面时钟、肃穆庄严的万神殿以及随处可见的美妙壮观的圆顶教堂和形态各异的精美雕刻……即使是这样的走马观花，逡巡似的看着这些名胜古迹的外表，也每每叫我对这些集中着力学、美学和甚至笼罩着神学哲理的艺术珍品赞叹不止，而就是惊鸿一瞥街头巷尾的那些虽然衰颓但仍不失华丽的残垣断壁时，也会使我感觉到罗马昔日的鼎盛和辉煌。

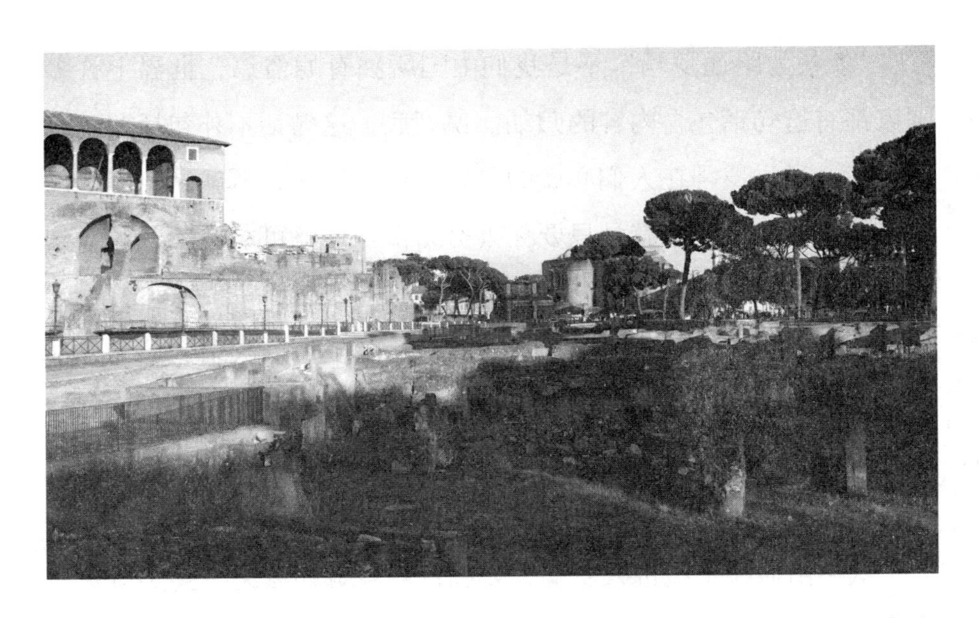

日已西斜，夕阳下的罗马更加透出它的古朴和沧桑。渐渐失去力量的阳光柔曼地照在昏黄的古迹石墙上，和着这些古老建筑四周初放的华灯，展现出比白天更加古朴迷人的魅力。这光与影，建筑与天幕的巧妙结合，使每一样东西都处处透出神秘与安宁，也更会引出游人的无限遐思。细想起来，我们经常会为中华民族上下五千年的文化所骄傲，而罗马同样可以用它那厚重的历史沉淀打动世界上任何人的心……

记得余秋雨先生在他的《行者无疆》一书中，是这样形容罗马的："世上有很多美好的词汇，可以分配给欧洲各个城市，例如精致、浑朴、繁丽、畅达、古典、新锐、宁谧、舒适、奇崛、神秘、壮观、肃穆……其中不少城市还会因为风格交叉而不愿意固守一词，产生角逐。只有一个词，它们不会争，争到了也不受用，只让它静静安踞在并不明亮的高位上，留给那座惟一的城市。这个词叫伟大，这座城市叫罗马。”

……

罗马的伟大，在于每一个朝代都有格局完整的遗留，每一项遗留，都有意气昂扬的姿态，每一个姿态都经过艺术巨匠的设计，每一个设计都构成了前后左右的和谐，每一种和谐都使时间和空间安详对视，每一回对视都让其他城市自愧弗如，知趣避过。

因此，罗马的伟大是一种永恒的典范……”

我信服地认为，余先生这一段凝炼的文字，足以完全勾勒概括出罗马的美好，足以完全诠释人们“条条大路通罗马”的向往和渴望……

亚历山大·丽罗娜专攻的是中医妇科，在罗马甚而是欧洲的中医界已是很有名气的了。她开设在罗马城西北角的“雨花诊所”，经常有着在国内那些著名中医周围才能见到的情景，那就是求诊的人要排队预约；候诊的人绝对准时，生怕失去到手不易的诊治机会。多年潜心钻研的结果，使得丽罗娜在诊治妇女不孕症方面有着擅长和显著的疗效。不知道洋人对中国“送子观音”一说有无广义和狭义的全面了解，但在与候诊患者交谈中，我最起码的感觉也是她们对丽罗娜医生的无比敬佩和崇敬。看着丽罗娜“雨花诊所”这样的声名鹊噪，和中医在异国他乡的良好口碑，欣喜中，我不禁回忆起了有关丽罗娜的一幕幕往事……

丽罗娜不完全算我的学生，但我却是她的中医引路人。记得最早到意大利讲学的那年，在马里奥医生的家庭 party 上，这个一口流利中文，但文静得有点忧郁的大龄姑娘，立即引起了我的十分注意（当时，只是从她装束上的感觉，事后，才从马里奥口中得知，丽罗娜有过几年的婚姻史。那个精通中文，任职海关报关员的男人，因不肯容忍她先天不育而绝情离去的结果，除留给了丽罗娜无尽的心酸，但也留给了她一个很好的说、写中文的良好基础）。

中医生涯中，我一直坚持认为，学习好中医的首先条件，除要有浓厚的兴趣外，还要有一个很好的中文基础，这种可以引申到“涉浅水者得鱼虾，涉深水者得蛟龙”的道理，不光是对国内学生而言，对外籍学生也是一样。所以，一见丽罗娜对中医流露出热烈的向往，我马上就十分地看好她，觉得以她这样优秀的综合条件和素质，在“西方中医热”的道路上发展下去，将有着不可限量的前途。于是，在我和迪罗医生的积极鼓动下，丽罗娜辞掉了她在一家私人诊所的秘书工作，义无反顾并且执着地走上了学习中医，立志治病救人的道路。

很快，在我母校南京中医药大学学习的丽罗娜，立竿见影地显现出较其他外籍学生“鹤立鸡群”的学习优势，更何况她又是以“书山有路勤为径，学海无涯苦作舟”为信条，那样“三更灯火五更鸡”的刻苦用功……至于她选择了中医妇科作为专业方向，我想那可能是源于她自身隐痛和经历的考虑。

在罗马有着很多华人开设的中国诊所，开始看到这些，我还是十分自豪和欣喜的，中华文明如此的发扬光大，想必每个炎黄子孙都应该为此庆幸。可是，当我目睹经历了一些事情后，却教我对其中的“滥竽充数”羞惭不已和痛心疾首……

因为故土情结，还因为饮食习惯，我倒是经常光顾中国餐馆，尤其钟爱罗马一家门庭气派、场面很大的酒楼的菜肴口味，还认识了那个油光水滑的胖老板。可是，“去度刘郎今又来”的隔年，我却见到这个昔日挺胸腆肚的中年汉子，低首哈腰地在做着“跑堂”，见到我们还有些羞愧地躲避。诧异之余，同去的迪罗笑着告诉我，这家伙赌输了这座偌大的酒楼，半年前就沦落到这个地步了。看着这个已然减肥许多，佝偻着腰的背影，当时我还产生出些许恻隐。

可是，时隔不久，我踱步街头，被一家用中、意两国文字标识叫作“华佗名医”的小诊所所吸引，好奇地走进去一看，登时叫我目瞪口呆。局促的一间小房内，迎门贴墙的破柜，零乱地陈设着一些诸如六味地黄丸、银翘解毒片等常见的中成药，一张陈旧的桌旁，正懒散地坐着那个“败家子”！见到我的惊讶，那家伙虽有点尴尬，但还是没心没肺地咧嘴讪笑着：“不好意思，混口饭吃，混口饭吃……”如果说，之前我还有点可怜他的想法，此时却是恨且痛恨这类阿混了。就是这些人，糟践了自己的人格不说，更败坏了中国人的形像和我们中医的名声……要知道“科学是来不得半点虚假的”啊，况且人命关天！

丽罗娜可能也风闻了这类“混世中医”的不学无术和无良，所以，她匠心独运地以“雨花”命名了自己在罗马开设的中医诊所，并特别注明了“来自中国·南京中医”以示出身的“名门”和正宗，由此也显现出了她对母校的感情。俗说“一分耕耘，一分收获”，良好的疗效，证实了丽罗娜的学而有成。几年的时间，丽罗娜以渐而深化的学术造诣，已成了罗马中医的领军人物。这不，今天她请我和迪罗来她的诊所，就是参加她意大利文的处女作《中医妇科学》首发仪式的。

再次来到丽罗娜又行扩大和装修过的诊所，门口端庄古朴的中文“雨花”字牌，叫我看着就十分的亲切。进门就是一扇红木镂空格架的巨大屏风，这种在国内也很少见的豪华“玄关”前，还摆放了一座完全是模仿江南水乡园林造型的模型砌塑，只见其中山石层叠，亭、阁相连，簇簇茵翠的苔藓，在一架水车驱动的潺潺水声中，显得愈加生机盎然……听到我和迪罗的赞叹，一身盛装的丽罗娜笑吟吟地把我们迎了进去。

里间是一个大套型结构的公寓房，依次是现代化办公设备的秘书工作区，宽大的候诊室，再就是丽罗娜的诊室和检查室。我欣赏丽罗娜诊所的轩畅和布局的合理，更感兴趣的是，这其中充溢着的浓郁中国文化气息。我注意到，候诊室内，除进门意大利文的就诊须知外，其他墙面上悬挂的都是中国的字画，虽说不是什么名家墨宝，但也隐隐约约地烘托出了中国的特色。

而最叫我意外的是丽罗娜的诊室，一色古朴的中式桌椅，左右两壁古色古香的橱柜里，除陈列着一些常用的医疗器械外，再就多是中文医书，其中还不乏经典古籍和诸如《傅青主女科》之类的妇科名著…… 直视迎面，是一幅精心直接彩绘在墙上的《阴阳八卦图》，图下香炉散发着檀香气息的袅袅青烟，和着耳边传来低回悠扬的中国民乐，氤氲中，这间充斥着对多种感官美好刺激的诊室，还真隐约带有着一点古老东方医学的奇异和神秘。

看到我惊诧得一时语塞，丽罗娜开心地笑出声来：“啊，教授，我的诊所这样布置，可都是受您的启发啊！您不记得给托丝妮看病的事了吗？”一经提醒，我马上就想起了两年前的这段医疗佳话……

那时丽罗娜出道行医才一年多，虽说有了一些名声，但碰到一些疑难病症，还是不免心中无底。托丝妮是罗马一个大报的记者，结婚多年未能生育，检查结果，她和丈夫都没有任何生殖系统问题，在西医束手的情况下，就想试试中医了。照丽罗娜的说法，她可是十分认真地查阅了许多资料，精心地开出了处方，可是半年过去了，托丝妮的肚子还是一点未见动静。正巧那段时间我在意大利，丽罗娜喜出望外地把我请到她的诊所会诊。

听取了丽罗娜对整个病情和诊治情况的介绍，我仔细对托丝妮进行了复诊，只是觉得她的肝脉较常人弦紧，其余还真没见到什么特殊的症像。对照查看了丽罗娜为她所开的舒肝解郁中药处方，觉得药、症很是合拍。久久思忖中，看着托丝妮清秀姣好面庞上的愁容和紧锁的眉头，蓦然，一个特殊的治疗方案在心中形成。

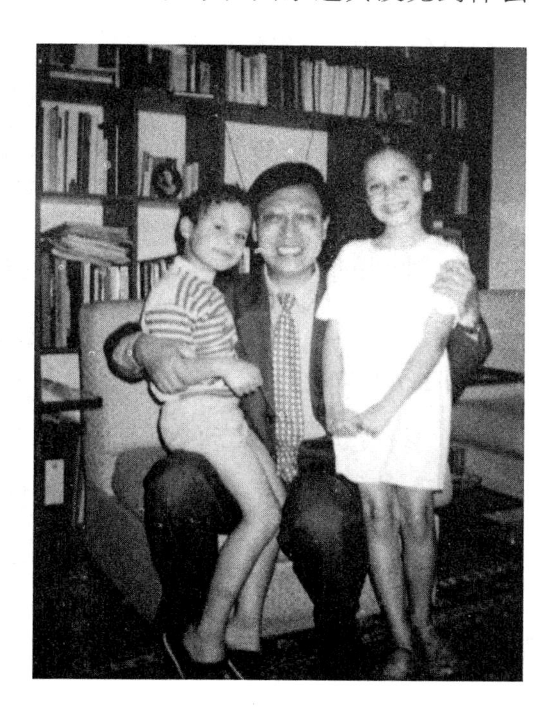

“你是要生个儿子还是女儿呢？”我先用轻松的玩笑口吻对托丝妮说，“唉，教授，我只想得到一

个健康的孩子，哪里还会有其他的想法呢？”托丝妮一脸的乞求。“其实，丽罗娜医生为你开的这个药方，应该是十分有效的，我就不再改动它了，不过，要想这个方子更快达到效果，你还必须要按我的要求配合做好一件事，就不知道你能不能做到了？”见我转而敛容严肃的样子，托丝妮也十分真诚地说：“教授，早就听丽罗娜医生说过您的高超医术，我真正是十分敬仰和相信您，也一定会按您吩咐去做的。”“那好，月经结束，你就开始正常服药，但要把每次煎煮后的药渣留下，用布袋装好，等到每天晚上十一点钟，把扎紧口的药渣袋，隔水蒸热，在白天两次的基础上，此时加服一次汤药后，你就用这个热药袋，沿着肚脐做三十分钟的顺时针摩腹。每天操作一次，直到下次月经来潮为一个疗程，只要你坚持这样去做，我保证你一定会怀上小宝贝的！”“真的吗？那真太感谢您了，教授！让我今天就开始吧！”看着托丝妮激动和迫不及待的样子，我更加故作郑重其事地叮嘱：“记住，这个方法的关键，就是一定要准时啊！”“我记住了，我想我的丈夫每晚也会守在时钟旁的，因为有您这样权威的肯定，我们就再不会悲观失望了！”

托丝妮一脸虔诚，千恩万谢刚离去，丽罗娜就连珠炮似的向我提问：“教授，您不改动药物，教托丝妮的这种方法真的有效吗？如果有效，那又是什么道理呢？”我看着谦虚好学的丽罗娜，点头赞许并解释说：“受孕需要的条件，是在五脏安和的情况下，才能形成的。像托丝妮这样肝脉弦紧，这就是表示肝气不舒，而这种肝失疏泄的结果，也就是常说的精神紧张或者情绪失常，这可以造成体内内分泌的失调，具体地说，就是孕激素等的紊乱，这就是不孕除气血亏虚、肝肾不足等之外，最常见的原因了。你的处方用药，针对性很好，这说明你已经掌握和考虑到了这许多，应该是有效的，我确实不需要改动你的药方了。但是，临床疗效的取得，有时并不全在于药物的功用，重要的还有患者的心理因素，所以有时还要加上一些心理暗示和疏导方面的治疗。托丝妮盼子心切的心情显而易见的，中药也是服了不少了吧？”丽罗娜点头称是。

我接着说下去：“其实，我刚才教托丝妮的外用药法，就有这种心理治疗的含义。第一，药渣摩腹，这里面包括了脐疗和按摩两重辅助治疗的意思；第二，虽然现今对服用汤药是约定俗成的上、下午时间，但你注意到没有？我反复强调的时间概念，是晚上的十一点，这主要是联系到了人体经气流注的时间，晚上十一点到凌晨一点，再到三点，这在中医是称为‘子、丑时分’的期间，认为这是十二经脉中胆、肝经经气循行最旺的时候，推想中，此时疏肝用药效果当然最好，但我的本意并不在此，我之所以这样郑重其事反复叮嘱，其实，就是要给托丝妮营造一种强烈的暗示，叫她感到这种治疗的特别而产生信心，那么由此她的生理上就会发生一系列的良好变化，这样配合药物就可能产生出更好或是立竿见影的效果呢！”

“啊，这真的很有意思，看来中医治病，也要结合一点现代心理学的知识呢。”听到丽罗娜这样说，我不禁笑了起来：“看来你还不了解，其实中医治病是一个综合思维和方法的过程，心理治病的方法更在中医里早就提到很高的认知高度了。中医最古老和权威的经典《内经》中，所提到做一个好医生的五条标准里，第一条就要求做到‘知治神’，这句话简要的解释，就完全包括了这方面的意思，我想你这个‘中国通’也一定会理解的吧？”丽罗娜十分敬佩地望着我，并神往地喃喃出声：“中医真是太博大精深了，今后我一定要更加全面了解和深刻地钻研才行呢……”

三个月后，我听到了托丝妮怀孕的好消息。第二年，我在南京收到了托丝妮怀抱着她心爱的小宝贝，洋溢着一脸幸福和灿烂的照片。

……

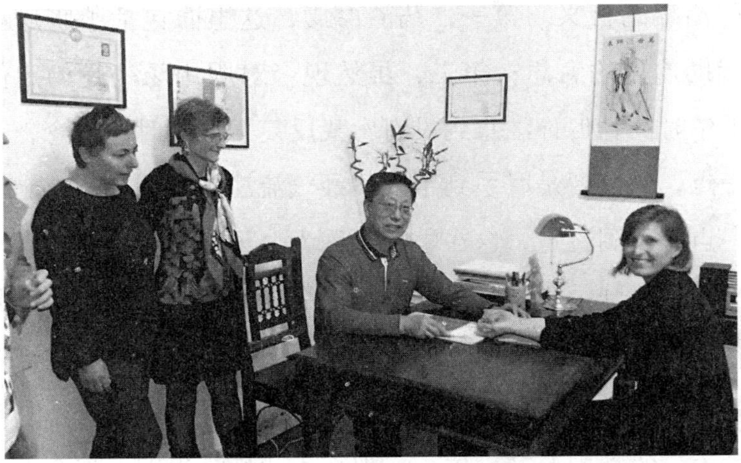

“啊，教授，您不觉得我的诊所布置就是‘知治神’含义的引申和发展吗？”丽罗娜含笑且得意的问话打断了我的回忆。是啊，包括了中华民族文化底蕴的许许多多内容以及声音、味道、颜色等诸多因素的配合使用，确实是可以对患者产生一种协同治疗的特殊效果的，看来这个丽罗娜医生真正是悟通且深谙了这其中的“个中三昧”呢。所以，后来她的治疗效果奇好，患者爆满，学术和事业的双丰收，多少也得益于这些知识的综合吧。

掌声响起，看着被托丝妮带来的众多媒体记者团团围住的丽罗娜，看着她手捧“新作”神采飞扬的即席演讲，再环顾着这个气派且有浓郁中医特色的“雨花诊所”，我十分为之高兴的同时，更是忽生感慨：就如丽罗娜，经过自身不懈的努力和奋斗，摆脱了人生感情的低谷和生活的窘境，达到了今天的这种生活和事业的辉煌，哦，这不也是印证了“条条大路通罗马”的另种含义吗！

小贴士

不孕症

婚后有正常性生活，未避孕，同居两年而未能受孕者称为不孕症。原发不孕指婚后从未受孕；继发不孕为曾经怀孕而后又不孕者。

受孕是一个复杂的生理过程，必须具备下列条件：卵巢排出正常卵子；精液正常并有正常的精子；卵子和精子能够在输卵管内相遇并结合成受精卵，受精卵被顺利地输送入子宫腔；子宫内膜已充分准备适合于受精卵的环境。这些环节中有任何一个不正常，便能阻碍受孕。阻碍受孕的因素可能在女方，也可能属男方或在男女双方。男方因素引起的不孕症占了40%，主要是由于精子异常或精子数过少引起，近年来精索静脉曲张已列入男性不育症之首位。女性的因素可包括排卵障碍、输卵管阻塞或排卵功能障碍、宫颈黏液异常、子宫内膜异常等。

不孕往往是男女双方许多因素还包括了精神刺激和情绪紧张等综合影响的结果，通过对双方全面地检查找出原因，是治疗不孕症的关键。正如文中所示，中药内服结合脐疗，配以心理疗法对不孕症的治疗有较好疗效。

卡尔瓦那风情

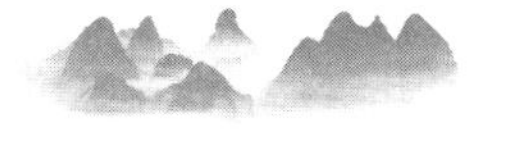

"你看，我们今天诊治的所有患者都是老人，而且也就是这一类老年退行性改变为主的常见症状，这基本上也给了我们这个地区疾病谱的一个轮廓概念。另外，这里优良的自然生态环境也会让我们从另外一个角度认识到，这就是这个地区之所以少疾病、多长寿的原因呢。"

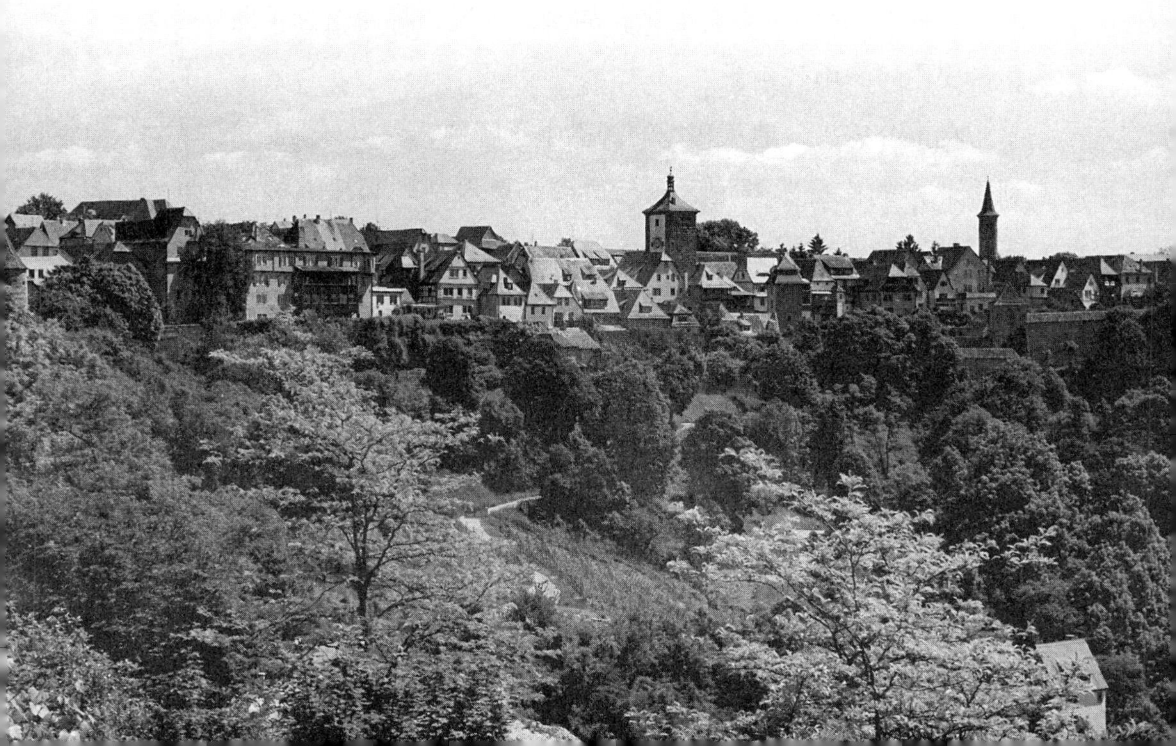

黄昏时分，在众人恋恋不舍的欢送下，汽车才驶出意大利北方省会城市堡扎罗。再向北方向不久，即进入了曲折盘绕的山道。我知道这是在向绵亘意大利境内的阿尔卑斯山脉的腹地行进……放眼车窗外，只见周围峰峦起伏，山连着山，岭连着岭，一团团乳白色的浓云密雾飘曳其间，把整个天地连成一片，雄浑苍茫中，无边无际的好似没有尽头。此时，随着车厢里的沉寂，倒叫人脑际突然浮现出些许“云横秦岭家何在”的茫然和凄惶。漂亮的车主人玛利亚似乎看出了我的心思，顽皮地向着我眨了眨眼，挑拣了一下，拿起一盘磁带播放起来。于是，忽如清风拂面，一阵悠扬的手风琴声和着一种清脆欢快的弹拨乐立即回荡在车厢里，使我从略感晕眩的昏沉中，精神为之一振地清醒过来。

见我对这乐曲的欣赏和对乐器的疑问，玛利亚微笑着且掩饰不住骄傲地告诉我，这首乐曲是她家乡“卡尔瓦那”地区的民族乐曲，那种有弹拨功能叫作“阿莫西卡”的乐器，也可算是这个地区的“特产”。她的家乡人大多会演奏，并说，听着这种乐曲你才会在这崇山峻岭中找到家。

我十分感兴趣地从和她的闲聊中了解到，卡尔瓦那是位于意大利最北方的南提尔罗地区，与德国、奥地利毗邻接壤的一个小村庄，地方虽小，但名声却大，因其在阿尔卑斯山脉的怀抱中，平均海拔一千五百米，周围高的山峰则多高达三千米以上，终年积雪，是意大利最重要的旅游滑雪胜地之一……突然，手风琴声戛然而止，只听到阿莫西卡欢快地独奏出一阵甜美清纯、叮咚叮咚的响声，似高山流水，溪出山涧。此际，就像计算准确的配乐演出一样，陡然间，山道峰回路转，眼前视野一下开阔起来。啊，这真叫作“白云生处有人家”呢，展现在我们面前的，是在群山环抱中的一马平川，卡尔瓦那到了。

夕阳的余晖在遥远的西方山峰间刚扯去了最后一抹红晕，大片的暮霭即从四周包裹起这个山间小镇。夜幕降临了，汽车行进在已是空寂无人的街道上，眼畔不时掠过的中世纪古香古色的塔楼和文艺复兴时期优美风格的建筑，在两侧路灯璀璨绽放的桔黄光晕中，弥漫着令人神往的浪漫气息……忽然，汽车猛地刹住，使我一下回到现实，发生了什么事？面对我的惊愕，玛利亚未出声地向我微笑并向车前方示意，顺着她的手指看去，原来车前的公路上，两只美丽的小鹿和几只活泼的小松鼠正在大摇大摆地横穿着马路。面对骤停的汽车，它们司空见惯似的毫无惧色，似乎一边还在亲密地窃窃私语，一边又亲昵而悠然地在我们和同样远远停于对面汽车里的人类注目礼下，绅士般地踱步向路旁茂密的丛林。

见到我的讶然，玛利亚又是一脸的得意：“教授，您刚才看到的这一幕，正是我们这个地处大山深处的小山村，在古老基础上发展得十分现代，又成为闻名遐迩的旅游胜地的原因。因为卡尔瓦那人十分崇尚文明，注重环保，所以这里一直保持着优良的生态环境，并得到了全欧洲公认的推崇和重视，而类似这样的美好画面和自然景观，明天，您将看到和听到得更多……”

卡尔瓦那的夜异常静谧，使平素对睡眠环境十分挑剔的我，竟也难得酣畅地一觉天明，真正是在“处处闻啼鸟”的啾啾声中醒来……推开窗户，哇，一股略带甘洌而又沁彻心肺的清新空气扑面而来，满视野青山绿水的秀色中，我不由贪婪地深深呼吸，顿时感到身心无比的舒适愉悦……这一天，我的精神状态都十分的饱满，但却又十分的忙碌，只是在等待最后一个患者到来时，我才得以从容地观察起外边的世界：湛蓝的天幕下，远方直刺苍穹的冰雪高峰，阳光里闪烁着斑斓迷人的色彩；近处铺绿叠翠的山峦峰岱间，一条玉带似的逶迤流云，柔曼地飘浮着，显得是那样的缠绵；而眼前草木一碧如洗的山坡上，错落建筑着幢幢造型各异、色彩绚丽的欧式木屋；“鸟鸣山更幽”的寂静中，传来几声教堂祥和的钟声，使人真有恍如进入了安徒生童话世界的感觉……这真是个“世外桃源”啊！

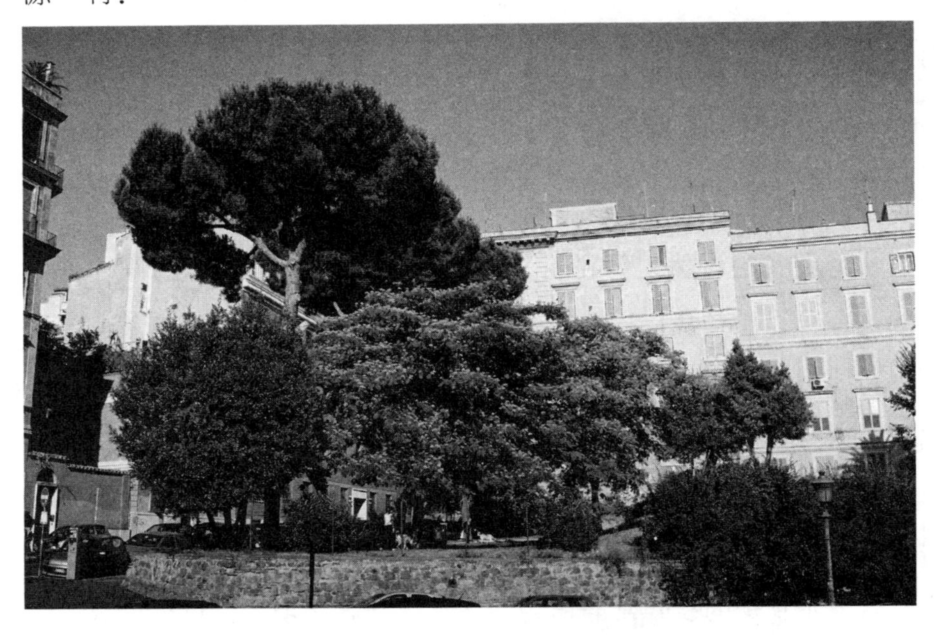

听到我的喃喃自语，不知就里的玛利亚走过来，有点过意不去地说：“教授，让您受累了。不过，通过今天这么多患者的诊治，

我却学到了许多东西，尤其是您使用的外治湿热敷法，我已经把它们分类归纳整理好了呢。”

哦，这个美丽的姑娘还真是一个好学的有心人呢。其实，今天的十几个患者也实在是有使我感慨的地方：首先，他们几乎没有什么过大疾病的征象，就是有，他们的病情也都不复杂，大多都是颈、肩、腰、腿关节的怕冷疼痛。用我当时给他们诊治时的解释和劝慰的说法，这是因为当地高山地貌寒冷的原因，再就是因为他们年龄大了，各种生理功能自然减退，包括骨关节以及肌肉、韧带的退行性改变所造成的。啊，更使我感慨的是，他们确实是很年长了呢，如果把他们的年龄平均一下，大概都要在80多岁以上吧！这里真是一个长寿之乡啊。

记得在看病过程中，我除了分别给这些老人们进行了对症的针灸和推拿方法处理外，还向玛利亚仔细地讲解了我对这一类疾病外用药的方法和体会：首先是针对患者相同的畏寒怕冷、酸楚疼痛以及骨刺生成、骨折、脱位、扭挫伤后，筋膜、肌肉受到激惹和筋腱挛缩的种种情况，开好一个通用的具有祛风除寒、活血化瘀的通用中药处方，即如全当归15克，鸡血藤30克，伸筋草30克，油松节30克，钻地风30克，千年健30克，忍冬藤30克，威灵仙30克，嫩桑枝30克，川桂枝20克，黑干姜20克，路路通15克。再根据具体部位，如上肢包括肩部病变的，加用羌活30克，姜黄30克；下肢包括膝部病变的，加用独活30克，牛膝30克；腰部包括髋关节病变的，加用杜仲30克，桑寄生30克等。

把药先用冷水浸泡四十分钟，用火煎沸后，再以小火煎煮30

分钟，倒出药液约500毫升，以瓶贮存备用，药渣以宽20、长30厘米大小的布袋装好，扎口，趁热在布袋上喷洒高浓度酒少许，再以干毛巾包裹，熨敷患部。药袋凉后，可在锅内隔水蒸热，如上述喷洒高浓度酒并以干毛巾包裹重复使用2～3次。结束治疗后，药袋置阴凉处或以塑料袋包好存冰箱内，再用时先以原贮存药汁少许洒在布袋上，使其湿润，后如原法炮制再使用，每袋药可用一个疗程7～10日。

我满意地看完并批改好玛利亚的笔记，笑着对站在一旁的玛利亚说："看来我这次到你这个诊所，也就只能指导你这么多了啊。""为什么呢？"玛利亚显然一下未能明白我的意思。"你看，我们今天诊治的所有患者都是老人，而且也就是这一类老年退行性改变为主的常见症状，这基本上也给了我们这个地区疾病谱的一个轮廓概念，另外，这里优良的自然生态环境也会叫我们从另外一个角度认识到，这就是这个地区之所以少疾病、多长寿的原因呢。"

"是啊，是啊。"听到我这样说，玛利亚一下兴奋起来，"教授，正如您所讲，我们卡尔瓦那真可以说是一个好地方，这除了它的美丽外，最重要的是这里的人确实是很少疾病，而且长寿。世界卫生组织都来这里考察并证实，这里的自然植被原始并且完整，大气无污染，无公害，所以这里历来都是外界人想来旅游和度假疗养的胜地。别看这个小村镇只有百多户人家，但经营旅馆业的几乎占了一半，且生意一年四季都很好。尤其是冬天，这里可以滑雪，就是现在夏天，您一定也感觉了，这里十分的凉爽，也是一个避暑度夏的好地方呢！当然，我早也从现代科学知识中了解到，绿色植被丰富，就像一个大的‘氧吧’，可以给人赖以生存的优质空气，少污染和噪声等等公害，更可以给人身心带来健康。但是我想知道，古老的中医对这方面有没有认识？”

我被玛利亚的话问得笑了起来，唉，到底是洋人学中医，只能浅尝辄止，哪里能知道，在我们浩瀚的中医学里，几千年前，我们的祖先就已经对这方面有了深刻的认识和总结呢。即如现存最早的中医经典《内经》里，就有论述说：“一州之气，生化寿夭不同……高者其气寿，下者其气夭……”意为居住在空气清新，气候寒冷的高山地区的人多长寿；居住在空气污浊、气候炎热的低洼地区的人常短命。而中国唐代一百多岁的老寿星，著名的医药学家，后世尊其为“药王”的孙思邈更以切身体会总结说：“山林深远，固是佳境……背山临水，气候高爽，土地良沃，泉水清美……地势好，亦居者安。”中国自古僧侣皇族的庙宇行宫，多建筑在高山、海岛、多林木的风景优美地区，说明我国人民对于理想的健康养生环境的选择，是早有很独到的认识的。

看着玛利亚听了我的解释，十分信服和崇敬地点着头，我不由又感慨地接着说：“当然，也不是所有的人，生来都可能居住在自然天成的美好环境中，但是我们除了维护原有的，也可以创造出良好的生活环境啊。那就要首先增强环境保护的意识，再努力去做，这样大自然才会给我们所有的人类健康、长寿、幸福、快乐这些丰厚回报啊。”玛利亚频频地点着头：“确实这样，我们卡尔瓦那人，对于这个问题，认识得就很清楚，为了维护良好的生态环境，我们也可以说是十分自觉甚至到了以生命相许的地步。”

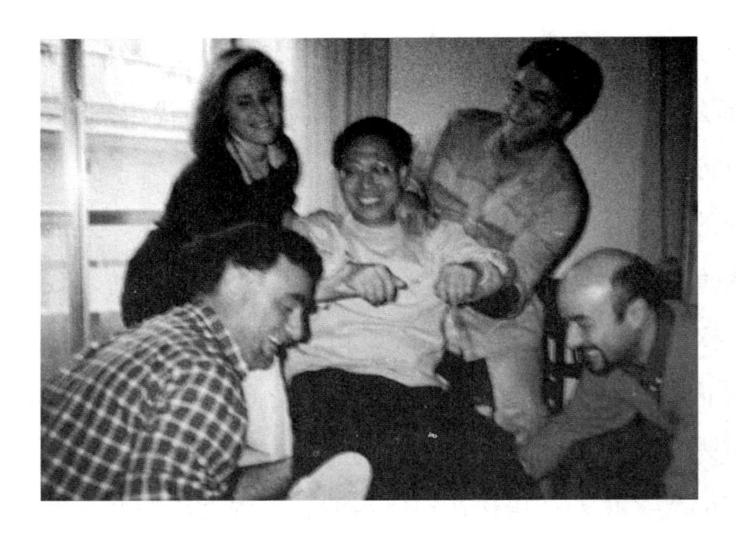

见我有点惊愕并十分专注地看着她，玛利亚严肃的接着说："我以马上要来的患者为例来举例子吧，那就是我的外婆。二战期间，法西斯要来砍伐我们这里的原木森林，我的外公用鲜血保卫了它；而外婆的儿子，也就是我的舅舅，又在一次高山教练滑雪时，为了解救一只被困在冰雪悬崖上的羚羊，而献出了年轻的生命；可是我可爱的外婆，十分坚强地接受了这个事实，并前赴后继地以毕生的精力投身到环保各项工作中，至今她都九十二岁高龄了，还在为此忙碌着呢……"

刚说到这里，门铃响了。玛利亚高兴地跑去开了门。玛利亚九十二岁的外婆，高高的个子，精神矍铄，雪白的头发，但却一丝不苟地整齐梳理着。进门和玛利亚亲密拥抱之后，她脱去外衣，我发觉她穿着很精神的淡咖啡色西式上装，颈项系着一条同色的碎花丝巾，下面是紫红底色上有黑色花纹的裙子，脚蹬一双做工精致的黑色高腰轻便靴。正感慨一位如此高龄的老人如此优雅和端庄得体的打扮时，我又看见，她在过道的凳子上坐下，并从包中掏出一双深咖啡色麂皮和黑色皮革相拼的考究的中跟皮鞋，缓缓地换上后，才向我热情地打着招呼走来。这一幕，叫我深深地感动，爱美属于女性，属于一个女性的终身，而在任何时候，都注意把自身美好的一面展现给他人和社会时，这就是一种品格高深的修养，便是对他人和社会的一种尊重啊。

玛利亚外婆并没有什么过大的不适，只是足跟有时会痛，我向她又说了一遍对以上来看病老人们做过的有关生理方面的解释，转脸再告诉玛利亚，遇到这种病情时，一是可以用以上我所说的，就是湿热敷时贮存的药汁，每次以 50 ～ 100 毫升，加入 800 ～ 1000 毫升热水，洒入少许细盐或醋，再浸泡足部；另外还可以用药艾条壮灸痛处。壮灸的意思，也就是时间长一些，每次至少三十分钟的治疗吧，这样就很快能缓解疼痛的症状了。还有，我笑着告诉外婆，这种足跟骨刺重在平时的保护，以后尽量不要穿高跟鞋了。老人听我这样说，也乐呵呵地笑起来，并耸着肩，双手一摊幽默地回答我："哦，那样这个美丽的世界，就会少一个认真的年轻人来参加维护了啊。"被逗得笑弯了腰的玛利亚一边亲昵地搂抱着外婆，一边对我说："您听到了吗？教授，外婆把自己的行为举止都和'环保'联系起来了呢。不过，我以后会照您的医嘱督促她的，今天晚上我就为她艾灸、泡脚。但是现在您能为她诊查一下健康情况吗？"

细诊玛利亚外婆的三部脉象，形小柔韧而脏脉均匀，气息平和而舒缓有根，无疑这更确实是一个长寿老人了。我把脉理情况告诉了玛利亚，这个细心的姑娘接着又深究："除了脉象的表示，中医还有哪些指标可以判断老人的健康呢？"我想了一下，用这样几句话总结告诉她："除了脉形小，中医所说的健康老人还应该具有思路清、两耳聪、眼目明、声息和、后门紧（大便正常）、前门松（小便通畅）、牙齿固、形不丰、腰腿灵这些综合指标。”我刚解释完，玛利亚就高兴地欢呼起来：“啊，这些指标外婆都符合了呢。”我凑趣地也大声说：“是啊，外婆的长寿没准能打破世界吉尼斯纪录呢！”玛利亚外婆显然也十分高兴，她站起身来，一边穿戴着，一边说：“哦，这样很好，那我就有更多的时间去为公益做事了。现在，我就得去绿色协会听证拓路移植树木的建议呢。”

我们殷勤地把老人送出门外，突然只见刚刚走出几步的外婆缓缓地弯下了腰，我和玛利亚快步上前一看，啊，原来外婆的脚前正缓缓地爬行着一只硕大的蜗牛，只见老人轻轻地用手拾捡起它，又走向路边，小心翼翼地把它放在葱茏葳蕤的草丛中……我和玛利亚无言地对望了一眼，“此时无声胜有声”中，或许玛利亚已经是“司空见惯寻常事”了，但我心灵却受到了深深的震撼。保护环境吧，这正是要从每件小事做起，看看这个老人吧，从她健美的身心，或许以我这样笨拙的叙述，能给你一点什么样的启迪。

小贴士

骨质增生症

骨质增生症，又名增生性骨关节炎、退行性关节炎、肥大性关节炎、骨性关节病等，是泛指的退行性骨关节疾病。该病为一古老的疾病，人类在从事生产及生活活动中，负重关节特别是承受应力最大的部位均易发生关节软骨损伤性变化、关节变形及关节边缘的无菌性炎症。该病症是中、老年的常见病和多发病，随着年龄的增长发病率呈增高的趋势，近年由于电脑的普及，颈椎病症有“年轻化”的趋势。伴随症状的出现，患者的生活质量有所下降。对于骨质增生这类病症首先要认识到骨质增生是人体衰老的自然现象。随着年龄的增长，一般到了三十五岁以后，人体的骨骼就会发生不同程度的退行性改变，但大部分人无明显症状或体症。发现有骨质增生后不必过于紧张，只要不引起症状，可以不做任何治疗，只有出现相应的症状后才考虑治疗。一般情况下，中、西医对本病症的保守治疗多是缓解临床症状，针灸、推拿、理疗、热敷，包括牵引以及目前新兴的针刀疗法都对本病症有满意的疗效。

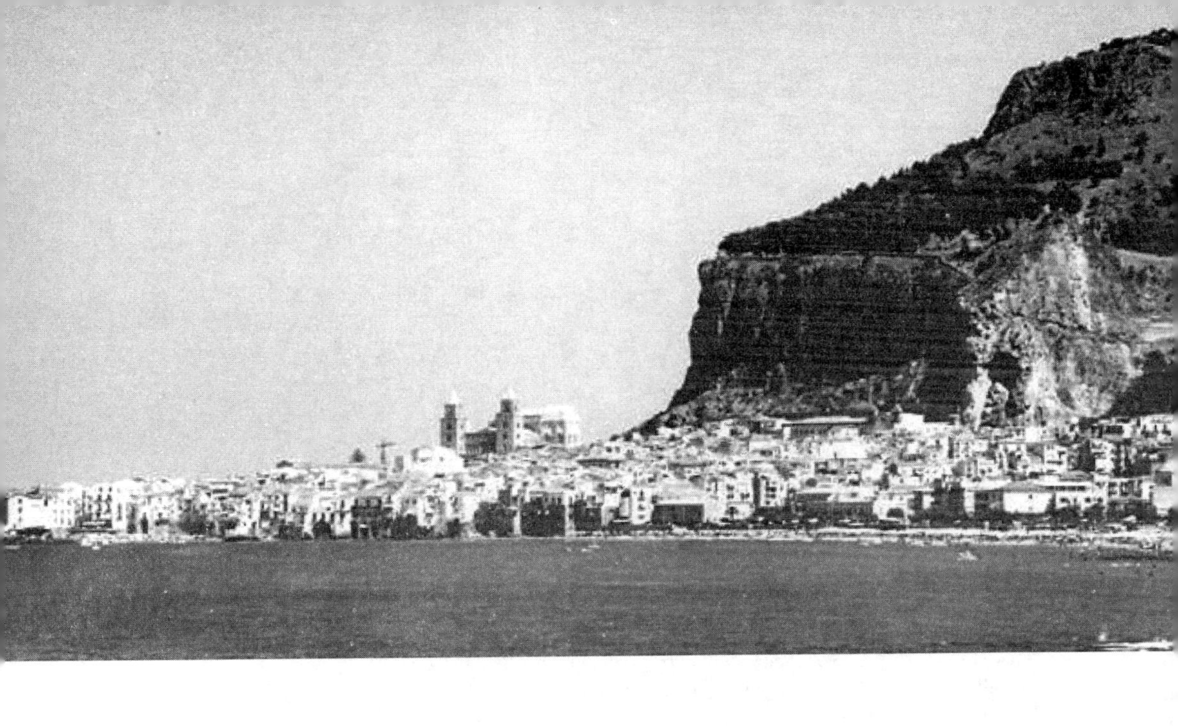

西西里的感悟

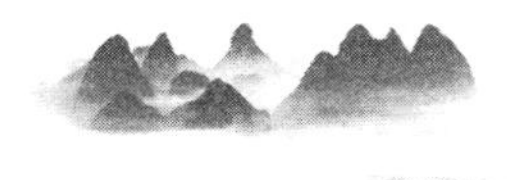

"针对这种中医所说的'阳明腑实'，也就是这种热邪与燥屎相合，搏结于里，发热不止的病例情况，中医就形象地归纳出一句名言，叫作'扬汤止沸，莫如釜底抽薪'。'釜'是古代一种锅，'薪'是烧柴，'釜底抽薪'意思是把柴火从锅底抽掉，在这里，也就是要把体内蕴热根源的粪便，尽快彻底进行荡涤泻除，这当然会比锅里汤水沸腾将要溢出时，只是用勺子从锅面上拂去一点要有效的啊！"

如果我一提到意大利的西西里岛，你马上就会脱口而出：呀，那可是黑手党的老巢啊！甚至告诉大家，因为恐怖的联想，你都不寒而栗地从脊背上立即渗出丝丝寒意的话，我真会引你为知己地感谢你，因为你的这些言行和我拒绝美丽的玛姣第一次盛情邀请我去西西里时的一模一样。这样想想，我就好歹会少为当时的那个“无知”而近于滑稽的决定，到至今想起来还赧颜不已了……当然，这不怪你、我，我说的“无知”是因为我们和众多世人一样，那都是对西西里的狭隘的道听途说和不了解的原因……

意大利的魅力不光在它深厚的历史底蕴和优秀的文化沉淀，而且它的地理、地形也是那样的不同一般而具特色的让人瞩目。在意大利不大的国土中，先不说它还“大肚能容”地孕含着圣马力诺和梵蒂冈这两个独立的五脏俱全的国家，就是看着它状如靴形的疆域，前方还附有一个地处地中海之中的球形西西里岛，马上就会教人联想起伟大的足球中，脚尖勾球的优美动作，并会由衷地发出感叹：难怪意大利盛产球星，竞技足球更是那样的雄视欧洲乃至世界。你看人家这国土的形状，敢情这也是“一方水土养一方人”呢！

西西里岛是意大利的属地，也是地中海最大的岛屿，地形以山地、丘陵为主，岛上西北角为巴勒莫港，东北角为墨西拿港，东南角还有锡腊库扎港，而距意大利本土的卡拉布里亚市只有一条狭窄的墨西拿海峡相隔。从战略家的眼光来看，这个岛屿易守难攻，但其四通八达的水域交通，却又是另一些别有用心的人十分看好的洞天福地。那么，贩毒为主业而恶名在外的黑手党，即以此为大本营盘踞经营在这里，看来还是“独具慧眼”的呢。

提起意大利黑手党，许多国人立即会联想到它的杀人越货争抢地盘并且由此“城门失火，殃及池鱼”祸害百姓的种种劣行，马上就会对西西里岛产生一种谈虎色变的望而生畏。我想这恐怕和我一样，可能还多是从那部浓缩反映黑手党的影片《教父》中得到的印象……

那个盛夏，罗马一如我的家乡南京一样火热。讲学结束后，因为等待回国的民航班机，难得的有四天空闲，年轻的玛姣医生盛情邀请我去她的家乡西西里避暑小憩。也就是源于对西西里治安误解的心理吧，我以不好启齿的嗫嚅，拒绝了玛姣的好意。结果是，炎热的几天中，我不得不有辱斯文地打起赤膊，蜗居在罗马的一间无任何降温设备的小屋内……这件事的原委被大胡子迪罗知道后，这家伙好好地嘲笑了我一番，最后还批评似的对我说：“您要是那样理解黑手党的猖獗，就是低估了正义和光明，也就是低估了意大利人的文明和力量！其实，美丽的西西里岛虽有黑手党的存在，决不是一般人想像中的那样……”

我承认是对西西里出的认识有点主观的曲解，但再次收到玛姣的邀请时，我虽毫不犹豫地应邀，不过实在话，心里还是有点忐忑……可是一踏上这个岛屿，我即被一派异国情调的歌舞升平所包围。漫游过程中，我深刻地感受到这个岛屿的人民和来自世界各地的游客，无论是在它的山地、丘陵，还是海边、港湾，都被风情无限的自然风光、浪漫美好的生活情调包裹在温柔明媚的阳光里。在西西里岛，诸多的古迹建筑虽然没有罗马那样金碧辉煌的傲人外

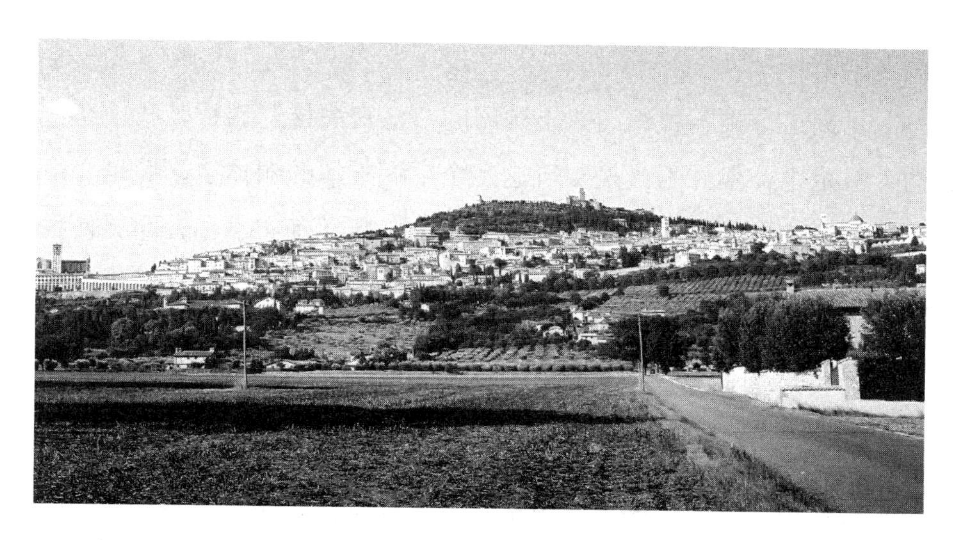

观，但那些中世纪的文化遗产，也不乏弥足珍贵的更具特色。即它们不论是何种风格、形式，都在阵阵、群群的和平鸽围绕飞翔、栖息信步中，和公园绿地、市街广场融合为一体，处处显示出它们的尊荣华贵，也处处显示出它们平民化的安详平和……西西里的人民，竟是生活在这样美丽家园的光明和悠闲中。

看到我对西西里岛由衷的夸赞和崭新的认识，玛姣突然调皮地用结结巴巴的中文向我发问说："哦，教授，这是不是你们中国人常说的'耳听为虚，眼见为实'呢？"玛姣的这句很算完整的中国话，简直是叫我大跌眼镜，我本来就很奇怪这次见到玛姣，她居然经常说话中，带出许多中国话的词句来，惊诧之余，我立即追问这个十分聪慧的姑娘："啊，玛姣，你的中国话是向谁学的呢？"玛姣一脸得意的样子："哈哈，看来教授也认可我的学习成绩了！告诉您，我为了学好中医，在西西里结交了许多的中国朋友呢，现在，我就带您去我们这里最大的中国餐馆吃饭，也顺便见见我的中文老师吧！”

见到这个中国餐馆门头上题写的“汉宫酒楼”店招，我不禁一愣，驻足中，倒并不光是赏玩这几个丰润雄浑的颜体字，而是心中思量起这店名起得很有些文化内涵呢……店堂确实不小，而更使我吃惊的是，店堂里的布置竟是那样中国化的古香古色：一溜排开的仿红木八仙桌、椅，赭红晶莹的桌面上，摆放的是景德镇洁白的细瓷碗碟；壁挂多是笔墨酣畅的水墨丹青，几幅雍容华贵的仕女图和高悬的红色宫灯，以及吧台旁博古架上摆设的唐三彩及官窑瓷器，更加烘托出整个店堂的美轮美奂；而在又见到三四个身着艳泽锦缎旗袍的中国姑娘，伴和着阵阵悠扬低回的中国民乐，穿梭在这幅犹如古仆画卷其间时，倒真的叫人恍若有如进入宫殿般的感觉……异国他乡，何能见到如此雅致的中国景物?

不尽的感叹中，玛姣给我引见了也是一身得体的旗袍，有着犹存风韵，但已徐娘半老的店老板：“教授，这就是我的中文老师和好朋友呢！”寒暄中得知，女老板温州人氏，原在国内就是中文教师，哦，难怪这个餐馆文化氛围大大有别其他呢。在国外，走到何处，都可以见到做各种生意，尤其是餐饮业的温州人，我也时常为他们在国内是经济弄潮的强者，走向世界又是那样的勇往直前而骄傲呢！

正在若有所思时，忽听玛姣把话题转移到我的头上来：“那我们先请教授给他诊治一下吧，教授可是中医专家呢！”面带焦虑的女老板立即带着有点恳求的口吻对我说：“教授，我儿子十六岁，可能饮食不当，加上淋雨受凉，昨天起就开始发高烧。去医院看了医生，也服了西药，但到现在还是未见到热退，我都急死了，您能帮帮我吗？”看着她紧蹙的眉头和渐红的眼圈，我立即答应了她的请求。

生病的小伙子斜靠在床上，满脸通红，呼吸粗糙，手刚触到他的额头，就觉得烫手，显见得他热得不轻！问话中，小伙子口气热秽，自诉口苦口干，胸闷腹胀，大便秘结，查看时，他的腹部痛胀拒按，舌红苔薄黄腻，脉数有力而滑……得知在附近就有一家中国药店后，我稍作沉吟，提笔开出药方：大黄 9 克，厚朴 6 克，枳实 15 克，莱菔子 15 克，苍术 6 克，杏仁 10 克，当归 10 克，甘草 3 克。

嘱人速去取药后，我亦即手蘸凉水，在患者脊背部，从第七颈椎，也就是叫作大椎穴的地方开始，自胸椎向下到腰椎，反复推擦到尾骶；另外点按了患者肘横纹尽头的曲池穴，手拇、食指并拢肌肉最高点的合谷穴，腿部腘窝正中的委中穴，再以手掌为患者做了逆时针的摩腹。

处治好患者，和玛姣在“汉宫酒店”显见是贵宾席的位置坐下，我看着女老板一边给我们安排酒菜，一边为他儿子煎服中药在忙碌地张罗，就趁此时给在我用药时就一脸狐疑的玛姣进行了解释：“啊，我知道你想问我，为什么针对这个发热的小患者，不去用发散解表的银花、连翘一类退烧药物，而是用大黄、枳实来通腑泻下？这其实正是中医治病不同西医单纯‘对症治疗’而是‘辨证论治’的巧妙之处。一般情况下，患者发热，是应该对症退热，但在像这种大便不通，也就是患者发热的基础还存在的情况下，你光一味的宣散退热，那只可能有一时的效果，但绝对达不到彻底的解决问题。针对这种中医所说的‘阳明腑实’也就是这种热邪与燥屎相合，搏结于里，发热不止的病例情况，中医就形象地归纳出一句名言，叫作‘扬汤止沸，莫如釜底抽薪’。‘釜’是古代一种锅，‘薪’是烧柴，‘釜底抽薪’意思是把柴火从锅底抽掉，在这里，也就是要把体内蕴热根源的粪便，尽快彻底进行荡涤泻除，这当然会比锅里汤水沸腾将要溢出时，只是用勺子从锅面上拂去一点要有效的啊！”

女老板为我们点的中国菜肴上桌了，还是几道正宗的淮扬菜呢，馥郁的阵阵香味，引得我食指大动，我看了一眼还在沉思着的玛姣，以为她还不明白我的解释：“其实，这也像打仗一样，两军对垒之际，不直接抗击对方的锋芒，而是以种种办法攻击它的后方，这样就可以从根本上瓦解对方的战斗力呢！”

说到这里，我还想继续借题发挥地讲讲中国楚汉相争，刘邦以“四面楚歌”彻底打败不可一世的楚霸王的历史典故时，玛姣倒是突然开了腔：“教授，您说的这个‘扬汤止沸，莫如釜底抽薪’的中医治法，我已彻底明白了它的奥妙，我真的为伟大的中医折服！我现在想的是，这句话里也还蕴涵着很深的治世哲理呢。”

“哦？那你快说说看！”见我很感兴趣地催促，玛姣羞涩地笑笑继续说：“虽然您夸奖了我们西西里现在的繁荣和安定，但是这个地区黑手党问题多少年也未能得到彻底的解决，即如20世纪80年代，这个在西西里存在了几个世纪的家族恶黑势力，从贩毒、杀人越货发展到暗杀政府官员、警察、法官，甚至嚣张到竟要和政府叫板的地步，这就激起了强烈的民愤和政府严厉的制裁。不错，现在，您是看到了治理过的西西里光明的一面。但是，时隔日久，只要政府一放松打击的力度，黑手党这种恶黑势力就又会死灰复燃、猖獗活动。所以我在想，对待这个问题，是否也要采取这样一种‘釜底抽薪’的方法。那种加大打击的力度，其实只是一种临时作用的‘扬汤止沸’，我们应当考虑，是否可以在一个人的心性上着手，及时、及早施以‘文化教育’，以造就年轻一代的文化素养，让他们品格端正，性情敦厚，这一代代青少年的成熟，即是社会的主流，这样可能才是治理我们西西里乃至世界黑暗势力的最有效方法呢。”

嗬嗬，我倒不知道我的这个中医治法能引出玛姣的这一番精辟妙论，刮目相看中，我端起一杯温热的绍兴黄酒，对着这个很有思想的洋姑娘赞许着：“确实啊，中医里还有着一句名言，叫作‘不为良相，便为良医’，是说‘治世’和‘治人’都有着相通之处，来，为你治理西西里的感悟，我们干一杯！”

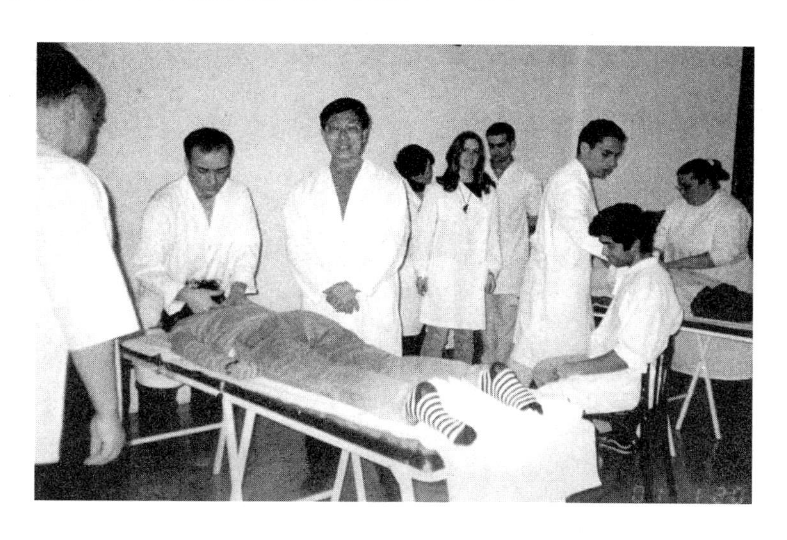

小贴士

发 热

口腔温度超过 37.3℃，腋下温度超过 37℃，直肠温度超过 37.6℃，或一昼夜体温波动在 1℃以上，可认为是发热。发热一般分为超高热（体温在 41℃以上），高热（38℃以上）与低热（体温 37~38℃）。发热持续 2~4 周称为长期发热。

发热并不一定是疾病的症状，一些生理变化，例如月经排卵期及高温环境下均可引起发热，应注意鉴别。最常见的发热由感冒引起。

发热是人体对抗疾病的正常反应，对于发热，特别是未查明病因的发热，不应急于服用降温药物，否则会掩盖病因并会降低人体的免疫力，对疾病的治疗无益。一般在高热时才有必要进行降温，通常的降温方法有：①物理降温：用冰袋置于前额处，可以降低局部体温，保护脑部免受高温损害。②对症中西药物降温。另外，三棱针刺肘窝、腘窝等静脉放血也有很好的降温止热效果。

做客威尼斯

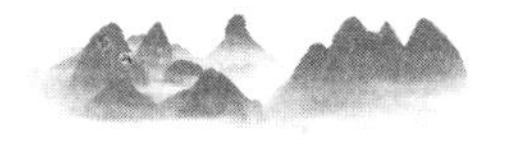

利娜正要答话，只见多利先生笑吟吟地走了过来："啊，教授，你用的是什么魔法啊，叫我现在这么一身的轻松？唉，好长时间没有这样痛快地小解了。说实在话，刚才你才拍打几下，我就有很急迫的尿意了，要不是跑得快，真要当众出丑呢！"

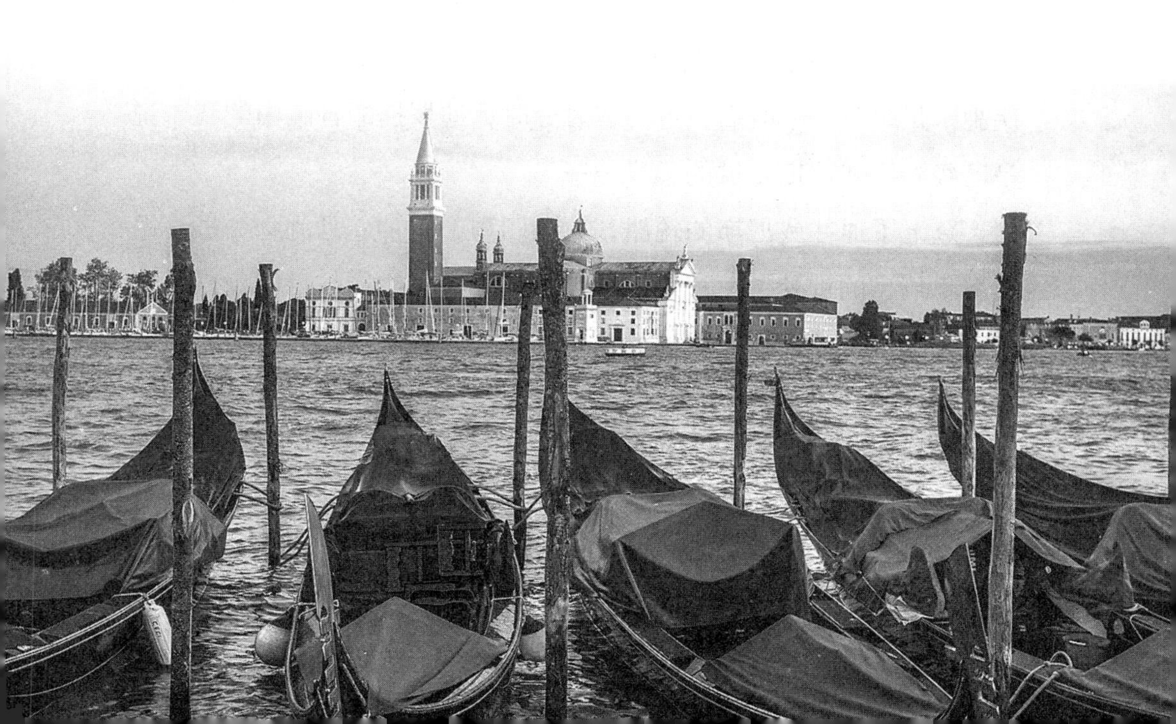

古老的中医称一些居无定所、游走四方行医看病的人为“走方郎中”。年轻刚学医时，对这一种行医方法很是着迷，认为这种行医过程，有“边走边唱”的快乐。因为医疗惠及他人，除受到他人的尊敬、爱戴外，还可以游历四方的山川名胜，饱览五洲的物华天宝，这当是一种何等惬意的职业和事。可是真正一走向生活，就立即为那个年代诸如固定的单位工作和刻板的家庭生活模式所“羁绊”，全然不能按理想行事……倒是我以中医走向世界的时候，才真正过了一把这走方郎中的瘾，而完全以走方郎中的形式“做客威尼斯”，又是我这“走方”生涯中最值得津津乐道的。

三年里到意大利四次，都还没机会到举世闻名的威尼斯看看。这不光是因为工作地域到威尼斯距离的限制，主要的还是时间。因为工作签证每次都是卡得好好的，这边一结束工作，那边也就到了立即归国的期限，一直为此遗憾不已而向迪罗埋怨过。许是也感到实在说不过去，就在这第四次到距离威尼斯也还有一大段路程的维琴察工作后的最后一个晚上，很够朋友的迪罗，痛下决心地驱驶着他的“坐骑”，风驰电掣般地载着我向威尼斯进发……高速公路上疾驰了足足三个小时后，近午夜时分时，迪罗提醒昏睡中的我，说是已经到了威尼斯水城的边缘……

登上了通往威尼斯的轮船，放眼四周，精神立马为之一振：墨黑海水周遭的远处，一片灿烂辉煌的灯光，在绚丽炫目的水光云影中，勾勒出一座若隐若现的海市蜃楼景像。据说这座代表着世界最浪漫完美的形态，犹如水妖般漂浮在大海中的城市，登时就像磁石一般吸引着我的眼球，叫我带着顶礼膜拜般的恍惚感觉上得岸去，

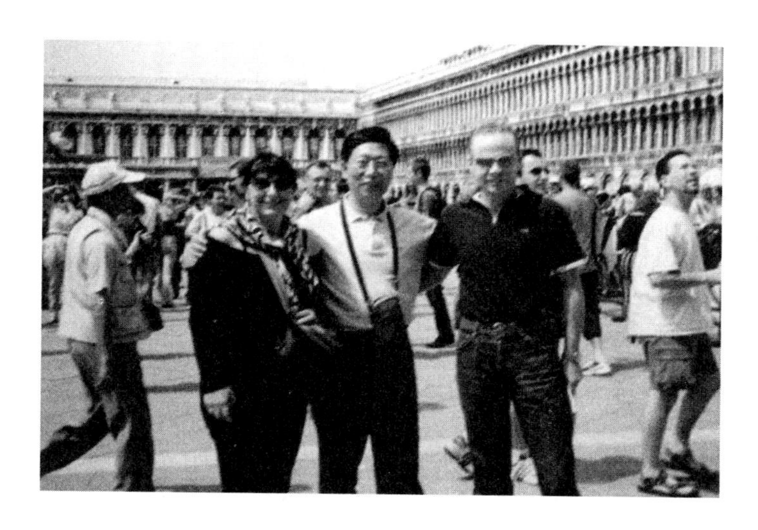

并随着这时还络绎不绝登岸游览的人流，亦步亦趋地来到了圣·马可广场。

站在广场中央，环视周围通明灯火下雄踞着的公爵府，罗马拜占庭式的圣·马可大教堂、新旧总督府和拿破仑王宫等等，这些高耸巍峨的建筑虽然都历经了沧桑风雨而外表有着一些斑驳陈迹，但其庄严华妙的结构，依稀可见的明快色彩，使人似乎浏览到一幅美轮美奂的欧洲中古世纪油画。尤其在这些风格各异建筑的廊柱檐角间，仿佛还流溢着一种如风行水上的灵动气韵，真正叫人似处天宫而不由得附和起世人的公认：这里真是世界最著名的广场之一，这

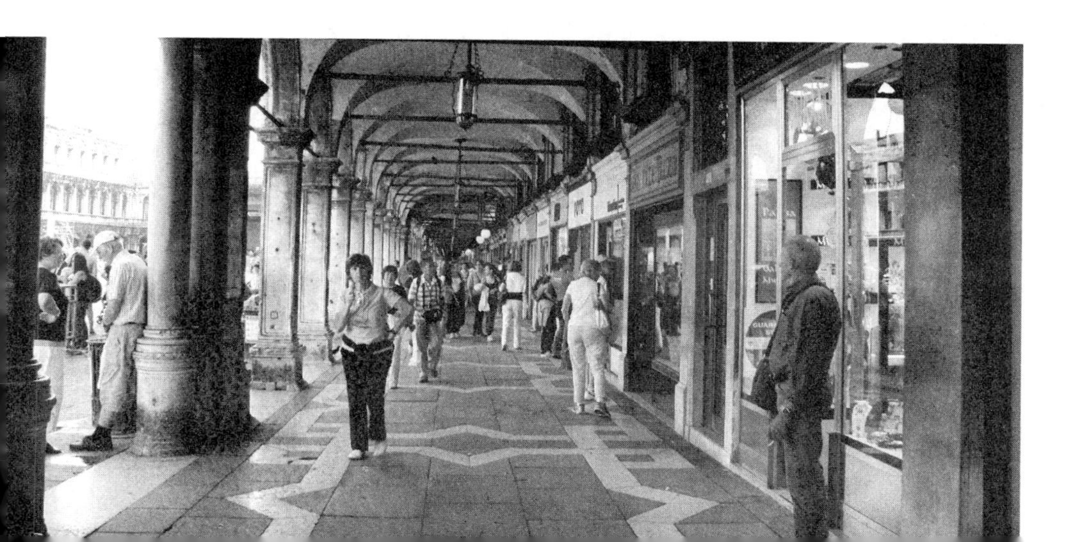

里真是建筑艺术的范例所在呢！

夜深了，徐徐的海风轻抚着夏日夜幕下的威尼斯，众多露天酒吧门前的一支支小乐队，还在余兴未了地渲染着威尼斯富有魅力的文化氛围。此时，十分惬意地坐下，就着蕴绕耳畔小提琴的纤柔悠扬，萨克斯管的典雅华丽，大提琴的低回雄浑以及其他诸多丰富美妙的音色，小口啜饮着一杯甘凉醇厚的冰啤酒，再饱览着眼前这座经历了整整十五个世纪，并以“水”为魂，将“水”的精华本质直渗透到建筑、交通、景观、艺术以及生活任何细节，勾画出旖旎景色、无限风光的世界名城，那种天上人间的感觉，叫人感到真有点“不知天上宫阙，今夕是何年”的飘飘然。

听迪罗说威尼斯的特色存在于它的市井深处，可是尽管有“不夜城”的称谓，夜游威尼斯，还是要受到各种因素的局限。不能尽

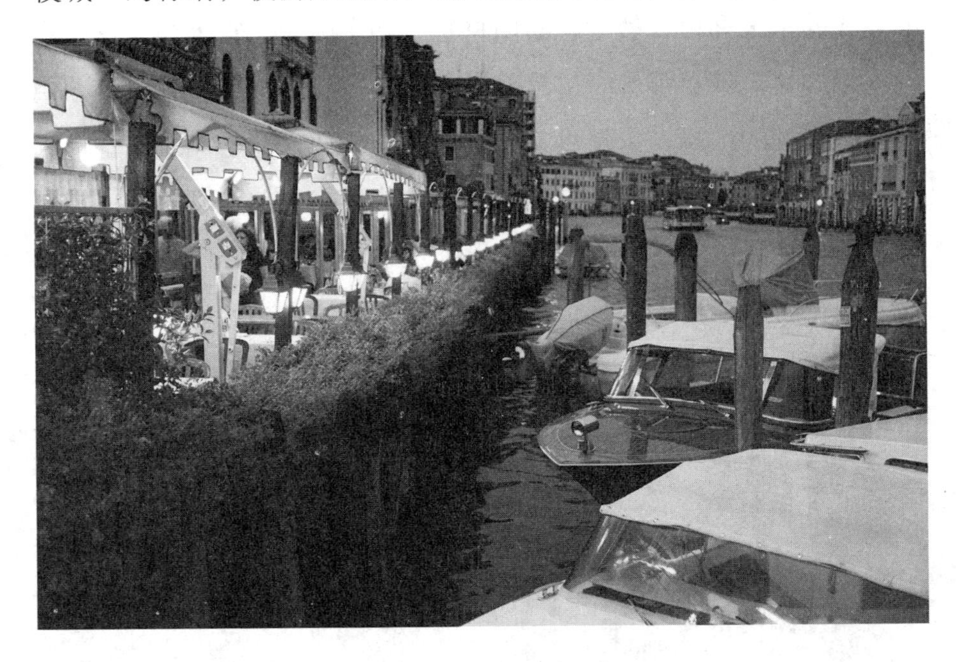

兴是一方面，难见真容，才叫我对这次“犹抱琵琶半遮面”的威尼斯，有着一步三回头的无限遗憾和留恋。

但不久，我却有了一次正式做客威尼斯的机会，这个机会也真叫我这个“走方郎中”对以“中医走天下”的感受有了一种更加由衷的自豪感！

在利娜诊所的工作即将结束了，计算一下，近半个月来看诊两百多人次，利娜还是很高兴的。首先不说她跟我随诊学了不少知识，就这么多患者的复诊，也够她在我走后忙活一阵子的了，要知道这可是她名利双收的好机会啊。“您说吧，教授，我要怎样向您表示感谢呢？”在我即将离开她诊所的最后一次门诊休息时，利娜一脸真诚迫切的询问，叫我不由得笑了起来：“好啊，什么感谢的形式我都不需要，我想在去宾路医生诊所前，是否请你同意可以这样安排？”接着我就把我思考许久的想法告诉了利娜。

利娜家乡所在，是铁路线上紧靠威尼斯的下一站，而我要到的宾路医生诊所却又是在威尼斯站的上方，我是可以在去宾路那里时，顺道落脚威尼斯，好好地游览一下这个一直令我神往的旅游胜地。但是，听说威尼斯宾馆的住宿费用高额得吓人，这就叫我十分踌躇了，思忖了许久，想出了这样一个方法：即我把行李先放在利娜这里，赶早班火车去威尼斯，游玩一天后，晚上再乘火车回到利娜家休整，隔天再携行李过威尼斯上行。这种权宜的方法，应该还是可行的，但这样，又要在利娜家多叨扰一夜，这就需要得到利娜的同意了。因为在我这种“走方”过程里，食宿交接在这些洋弟子之间是很严格的，这不光是时间，还有着经济问题。我倒不是说这些西方人小气，这也是人家一种处世的游戏规则啊。

“没有问题，教授，您可以在我这里再住一夜！”利娜倒是十分爽朗地应承了我的想法，“但是，今天晚上我就要到妈妈那里去，明天一早谁开车送您到火车站呢？”哦，这倒是个没考虑到的问题，我知道利娜妈妈骨折，需要人照顾，她所住又远在开车要三个小时的诊所另端，而这个诊所的地点却又是离火车站很远的市郊呢！

“原谅我听到了你们的谈话，我可以加入吗？”一个稍有点苍老的声音打破了我和利娜一时间沉思的僵局。候诊室座椅上站起一位面容清癯，笑容可掬的老者，“多利先生？”我和利娜同时记起了这个患者的名字。“教授如果愿意的话，明天早上，就由我直接开车来接您到威尼斯，而且，也是只要您愿意，就委屈您住在我的酒店里好吗？我将以威尼斯人一贯好客的礼节，来接待您这位医术高超的远方来客！”“啊，我想起来了，多利先生在威尼斯开着一家四星级的大酒店呢！”利娜恍然大悟地叫起来。哦，我也马上想起来这位多利先生在我手上接诊的一些情况。

初诊多利先生时，我看见这位衣着西装革履的老人眉头紧锁，一脸痛苦。他主诉倒很清楚，他患前列腺炎多年，有前列腺肥大病史，病情时好时坏，反复发作。这不，他最近老毛病又犯了，此刻小便不能畅通，小腹胀满而痛呢。我看了看他的舌苔，微黄而腻浊，舌质稍红。诊其脉，左关部弦紧，这正是符合痛症显而易见的脉象呢。

在利娜的注视下，我叫多利脱掉上衣，俯卧在诊疗台上，先用针灸毫针在他手掌的两虎口肌肉最高点的合谷穴；肘横纹中，肱二头肌腱桡侧缘的尺泽穴各刺入一针，行大提插法操作，直到多利感到酸胀不可忍受地呻吟出声来……留针过程中，我又就势用重手法捏拿了多利的双侧肩中间的肌肉，接着就在他的脊背上部，尤其是第三胸椎脊突旁开 1.5 寸的肺俞穴处，用空掌噼噼啪啪地拍打起来。

也才是不到三五分钟吧，只听多利先生突然叫道："啊，教授，我要小便了！"我停手并迅即起针，看着多利有点尴尬并有失绅士风度地冲向厕所，利娜强忍住笑，但迫不及待地发问道："教授，刚才您治疗的方法我实在是看不明白，多利先生小便不利，照常规治疗的方法，应该是在他的腹部和下肢穴位治疗，而您怎么这样操作，就很快见到效果的呢？"

望着一脸好奇的利娜，我笑着向她解释说："不错，你提的这个问题，很值得我解释一下。就多利先生所患的病症，在中医里，应该概括在病名叫作'癃闭'的范畴，而癃闭又有两个概念，其中以小便不利，点滴而短少，病势较缓者称为'癃'；以小便闭塞，点滴不通，病势较急者则称为'闭'，临床一般多合称为癃闭。癃闭之名，首见于中医现存最早的古籍《黄帝内经》，关于治疗方面历代都有很好的发展。到了中国唐代的《备急千金要方》中，记载了治疗小便不通的一个有趣方法，'以葱叶除尖头，内阴茎孔中深三寸，微用口吹之，胞胀，津液大通，便愈'。这可以说就是你们西方医学现在所用的导尿术的最早原型了吧！""啊，中国的唐朝到现在将近有两千年历史了，在那么早时期就已经发明了导尿术，中国医学真是了不起！”

看着利娜无限崇敬的样子，我微笑地接着说：“现在，我再进一步来解释你刚才提出的问题。到了中国的元代，有一个叫作朱丹溪的医生，他通过长期的实践，采用了中医的探吐法，就是用手或是工具促使患者产生呕吐的动作，来治疗小便不通，取得了很好的效果。后来他把这种通小便的方法，做了个形像的比喻，他说：‘滴水之器，闭其上窍，则下窍不通，开其上窍则下窍必利。’这句话通俗的意思是说，中国旧式的水壶，壶盖上有个小孔，如果将小孔塞住，则壶内的水就因气压的缘故倒不出来了，但只要畅通了这个小孔或者揭开壶盖，那么，水壶里的水就可以水流如注地倾倒了。这种治疗形式的引申，就是中医里有名的‘提壶揭盖’治法的由来呢。”

“这个比喻的意思我倒是理解了，但和中医理论又怎样能联系上呢？”看来利娜是要打破砂锅问到底了。“哦，利娜，要说这个问题也很简单，你只要回忆一下，人体的水液代谢，主要是由肺、脾、肾三个脏器协调完成的啊。这里我们先不说脾的问题，就说肺和肾吧，它们之间的关系非常紧密，从‘五行学说’上来讲，肺属为金，肾属为水，肺金能生肾水，这是一种‘母子’关系；从功能上来讲，肺主宣发肃降，肾主水液的气化，一个是把水液精华宣发布散到周身，另一个则是把它肃降下来的水湿浊物再次分清别浊后，调节并排泄出体外；那么，当人体水液代谢发生问题，主要也就是小便不通时，治疗就不能单一光从肾和它络属的膀胱着手，还一定要深层次地考虑到肺了，这其实就是一种‘母子同病、同治’

整体观念的思维模式。更何况，从位置上来讲，在人体内，肾和膀胱在下部，就像一个壶体，而肺在上方，素有‘肺为水之上源’的说法，那么，在治疗时，肺也就像一个盖子，上面的盖子和通气孔塞紧了，下面壶体里的水液也就倒不出体外了。所以，小便难通的紧急时候，只要能宣解一下肺气，也就是揭开壶盖或是通通小孔，就能像俗说的那样‘提壶揭盖水自流’了呢！”。

“啊哈，教授，我明白了，我明白了！”利娜激动地叫起来，“那您刚才针取的合谷、尺泽，以及您推拿所选的肩井、肺俞，我知道这些都是和肺有关系，是能宣开肺气的穴位和部位啊，难怪您这样出手，多利先生马上就见到治疗效果的呢！这个‘提壶揭盖’真是太形象，太神效了！”看着利娜高兴的样子，我笑笑又提醒道：“当然，类似这些宣开肺气的方法还是很多的，中药里也有选取苏叶、桔梗、枇杷叶泡水内服来解决小便暂时困难的范例，但这些只是救急的方法，这在中医治疗法则里，叫作‘急则治其标’。一旦急迫的问题解决了，马上还要从根本上着重治疗的，那就是又要叫作‘缓则治其本’了啊！”

利娜正要答话，只见多利先生笑吟吟地走了过来：“啊，教授，你用的是什么魔法啊，叫我现在这么一身的轻松！唉，好长时间没有这样痛快地小解了，实在话，刚才你才拍打几下，我就有很急迫的尿意了，要不是跑得快，真要当众出丑呢！”“也不是什么魔法，其实，许多简单的治疗只要是遵循了一些中医理论的指导，就会显出它们临床的良好作用。我刚才对你采取的方法还是保守和文明点的呢，要是真用魔法，那您……”还未说完这句话，我自己倒先笑出声来。

“一定是还有什么有意思的方法，教授，请您赶快说啊！”看着利娜急迫的催促，我强忍住笑对着他们说：“其实，刚才看到多利先生小便不通的痛苦样子，我第一反应就是要效仿一个古老的‘取嚏通便法’来帮助您立马解除痛苦。这个方法在古书上记载是用羽毛，当然我们现在可以采用消毒棉签，刺激一下多利先生的内鼻，使得您大打喷嚏，这样上窍骤开而小便就会马上解出了啊。”“哈哈哈……那真是要‘提壶揭盖水自流’了啊”，利娜可能真正是忍不住了，她大笑着对多利先生说：“看来您更要好好感谢教授了，他要是真那样做的话，您的丑就要丢得更大了啊，那您就可能来不及跑厕所了呢！”

以后，多利先生带着对我十分的敬佩，几乎每天都来利娜的诊所请我复诊，而在我的针灸、推拿并结合了中药的综合调治下，他的病情恢复得十分理想。这其中我又对他和一旁随诊的利娜，进一步讲解了有关前列腺炎的发病和诊治以及注意事项等知识。我安慰多利不要对这种病有过大的思想顾虑，告诉他：这是老年人常见的疾病之一，虽然这个疾病发展的后果会有因前列腺增大，压迫尿道而造成排尿阻塞不畅，还会由于尿液过多积存，造成尿潴留，引起泌尿系统继发感染和膀胱结石，甚而导致肾功能的受损，严重者还会出现尿毒症以及其他恶性的病变。但是，日常只要注意预防和注意一些生活起居，比如不宜过度疲劳，尤其不宜久坐，以防发生前列腺部血流不畅；要保持大便通畅，避免便秘，以防因长期便秘亦会压迫牵涉到前列腺和膀胱颈部而造成小便的不通。另外饮食要清淡，少吃辛辣刺激性食物，少饮或不饮酒。多增加一些身体锻炼和小腹部的自我按摩，尤其每天都要做提肛，就是稍用力收缩肛门的运动。

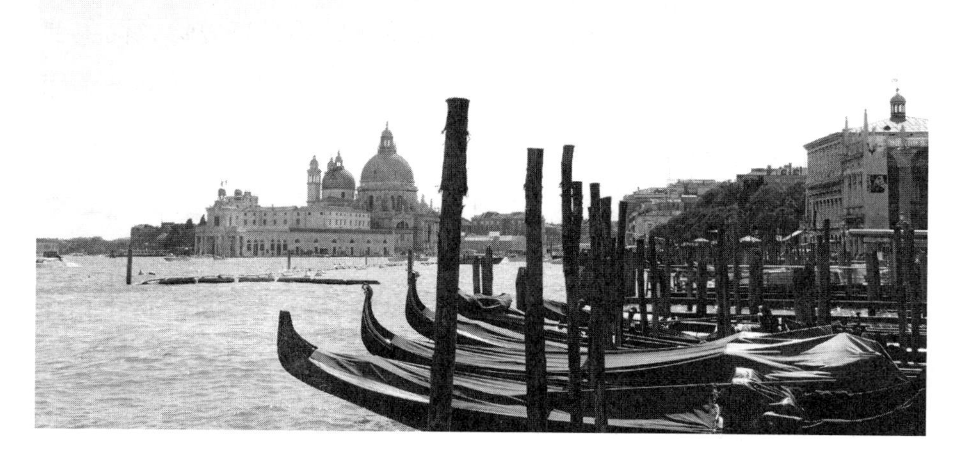

“再有，”我更慎重地告诉多利，“对于这种疾病，我临床观察的经验是，不要因为怕前列腺充血而不过正常的性生活，因为事物都有正反两方面的因素，正常的性生活反而会因为疏通的原因，可以减轻前列腺一直的充血状态而缓解症状呢！”听到这里，多利表现出明显高兴的样子，而利娜也很佩服地说：“这倒是我听到的一种新观点呢！”我笑笑继续告诉她：“另外，一般情况下，对于前列腺炎的辅助治疗要求采用热敷法，但是，对于临床中有些体质壮硕，急性发作有热像，比如发热、喜饮凉水、口有热味而烦躁，阴囊和耻骨上热胀不适的患者，我们相反还要叫其采用局部冰敷和凉水坐浴呢！”利娜连连点头，忙不迭地纪录着。

因为患者多，我一直未过多地和多利先生闲谈过，想不到他还是一个老板，而且还是在我经常神往的威尼斯开着一家四星级酒店的大老板！现在，看着他谦恭有礼地站在我的面前，盛情邀请我的认真样子，我不禁十分的感动：“啊，那怎么行呢，那样要给您添麻烦的！”“教授，您就别客气了，您不光解决了我的痛苦，还治好了我许多同胞的疾病。我今天来利娜诊所，不是来复诊，而主要的目的就是专门来向您发出邀请的，我要用我最好的款待并请美丽的威尼斯来陪伴着您，让您体验一下我们意大利人对您和中医的真诚欢迎和尊敬。”说到这里，多利笑了，“当然，您会觉得过意不去，可是我会忍不住透露给您这样的信息——那就是，我也不是白白招待您的，我接您到威尼斯后，还要请您抽时间免费再为我和几个朋友治疗呢，这样，您心理上就会坦然平衡了吧，要知道，我可是一个不吃亏的威尼斯商人哦！”

多利先生最后一句的调侃，把我和利娜都逗笑了起来，我和利娜把他送到门口，看着他驾驶着一辆油光锃亮的黑色大奔驰急驰而去……那晚，我带着为中医的自豪，为学中医能走天下的沾沾自喜入梦了，幸福感的梦寐中，我似乎看到有着一千五百年的兴衰史的威尼斯从水里向我飘来。我体味着朱自清先生的《威尼斯游记》的叙述，乘着最具威尼斯特色、狭长尖尖、红黑相间名叫“刚朵拉”的小船，听身着洋式古装的船夫高唱着意大利的民歌，快乐地游弋在由 118 个小岛组成的威尼斯宽宽窄窄，大大小小的 177 条运河中……

小贴士

前列腺肥大

前列腺肥大是一种退行性病变，一般成年男性30～40岁时，前列腺就开始有不同程度的增生，50岁以后就出现症状。现代医学认为性激素水平下降，神经内分泌失调及饮食因素为其发病原因，而中医却从肾气虚衰，阴阳失调，痰浊内阻，精关壅塞来做认识，并认为若久坐少动，房事过度，寒凉所伤，劳倦耗神或者过食辛辣刺激之品都可造成本病的最终发生，因此提出此病症的预防措施是：从青壮年开始注意，关键是性生活要适度，不纵欲也不要禁欲，避免前列腺反复充血，给予前列腺充分恢复和休整的时间。保持外阴部清洁防止前列腺炎发生导致前列腺的增生肥大，另外，不吃或少吃辛辣食物以及注意局部的保暖防寒、全身抵抗力的提高也是重要的几个环节。总之，前列腺疾病是大多数男子都会产生的疾患，应该了解它，并在青年时期开始预防，度过轻松的一生。

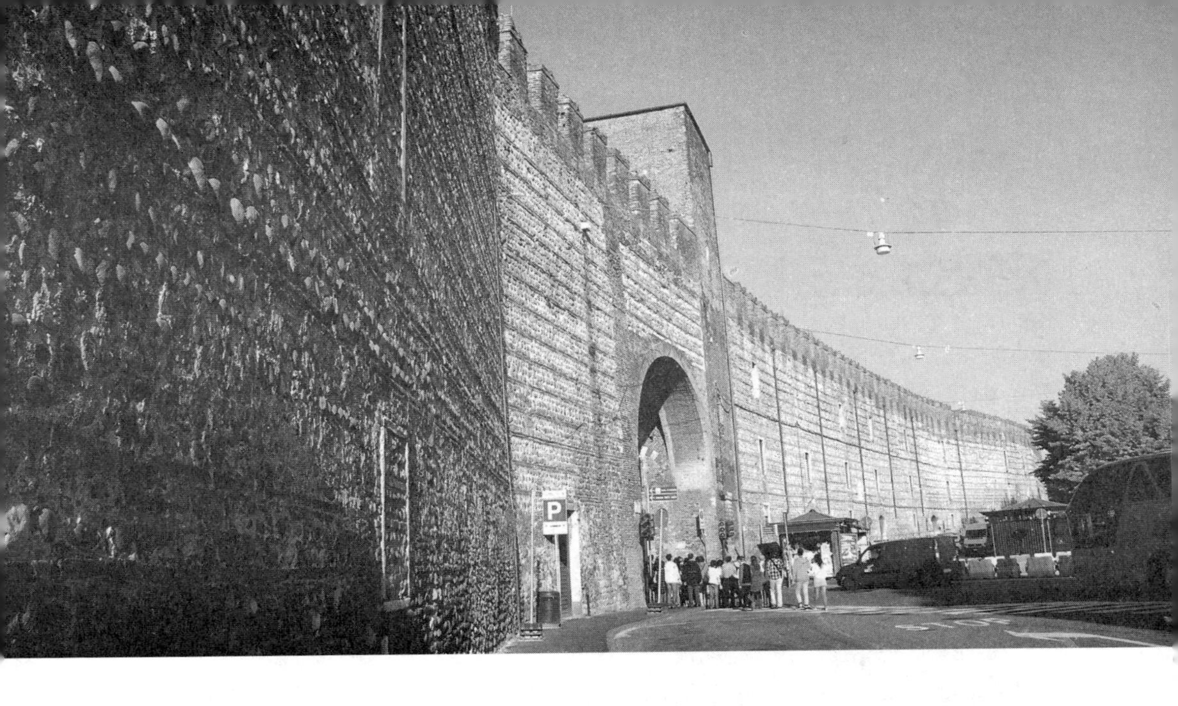

可爱的约翰

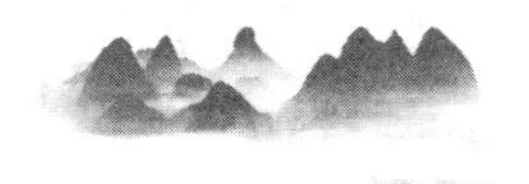

看来我不用再多的解释了，以约翰的聪颖，我知道他是完全理解和信服了我对带状疱疹的经验治法的。果然，他一脸兴奋并迫不及待地叫出声来："教授，我相信您的经验在格多尼身上的重复，也一定会给我带来好运的，不过，您可以让我以这样的治疗方法给格多尼复诊吗？"哈哈，这小子看来要用这种移花接木的方法，去邀好格多尼，而实现他的求婚计划呢……

当我们走出有点陈旧的朱丽叶家族城堡时，已近傍晚时分。此时西下的夕阳投射在这个古木参天的城北角落，橘黄的光泽透过树叶缝隙洒落下来，像一群跳跃着的调皮小精灵。夏日里这个小城十分幽静，是唯恐惊扰了罗密欧和朱丽叶这对情侣的生死依恋吧，即使是旅游者，也都把脚步放得轻轻，偶尔驶过的汽车，也似在悄悄地滑行……维罗纳空城般的宁静更叫人触景而发出思古之幽情……

我回顾着莎翁不朽名著《罗密欧与朱丽叶》中那些撼人心魄的章章节节，差点又潸然泪下的同时，心底更应和着我国金代词人元好问的“问世间，情为何物？直叫人生死相许”的咏叹而陷入沉思。

“罗密欧与朱丽叶生死相许的爱情演绎的是人间真情啊，它焕发出的永恒光芒与一切阻滞文明发展的黑暗进行着有力的抗争。可是，社会进程到了今天，难道还要我和米娜达再效法他们那样吗？”一旁有感而发的约翰喃喃自语声，叫我一下醒悟过来，看着这个平素十分开朗的黑人兄弟此时的一脸沮丧，我一时语塞……

约翰是黑色人种，而他也有着不失高雅的举止和彬彬有礼的绅士风度，而除这些外，约翰的可爱之处，还在于他的憨直、善良和待人以诚。另一方面，我更十分欣赏和感动的，还是他对爱情追求的坚定和执着。

在尼日利亚，约翰也算是出生在一个名门望族。不列举他祖上在这个国家的显赫，只说近期，他的几位族兄还分别担任着这个非洲国家的封疆大吏和政府的高级官员呢。所以，约翰从小一直受到良好的教育，在留学罗马大学医学院读完医学全科所有的课程后，照原来的人生设计，他是应该应家族之招，只要带着七年苦读的优异成绩回到故乡，就可以有着一个飞黄腾达的发展。但是和同班意大利姑娘米娜达相互倾心的爱慕，使这个黑人小伙子在他毕业之际痛苦的抉择中，毅然改变了初衷，追随着米娜达一起回到了意大利北部的小城维罗纳。

维罗纳在意大利北部，虽小，但在欧洲乃至世界都很闻名。这倒不只是它有着雄伟的山峰和临近加达湖的碧水，它的迷人之处并还将永远被世代口碑相传下去的原因，主要因为这里就是文学巨匠莎士比亚如椽巨笔下，那出著名悲剧的主人翁罗密欧与朱丽叶的家乡。

都说近代欧洲社会的进步与开放，可是米娜达的父母却从头到尾都反对着这对年轻人的结合。我知道，这对老人多少还是有些“种族歧视”的残余，但却没料到，意大利乡土民风中也还根深蒂固着“父母之命，媒妁之言”的习俗呢。照约翰的说法，他来到维罗纳都三年多了，他良好的诊病疗效和有口皆碑的医德，以及他对米娜达父母赔尽的小心，始终都未能感动这对老人而同意他和米娜达的婚事，为此，据说左右为难的米娜达不知流过多少伤心泪，痴情的约翰更是无计可施，徒叹奈何呢。

看着流露出无限痛苦，更有些心灰意冷的约翰，我也一下不知说什么好，只好言不由衷地对他说起了玩笑话：“你别急，说不定我这次为米娜达爸爸治好病，他们就会同意把女儿嫁给你了呢！”“啊，真的！教授，不知为什么，我也是这么想，所以才请您百忙中抽空来到这里的啊！”

米娜达的爸爸格多尼尽管七十多岁了，但他的粗壮高大，第一眼印象仍叫我想起中国说书人常用的夸张形容，真个是“腰大十围，膀阔三停”呢。但就是这样的一个彪形大汉，却被一个现代医学称之为“带状疱疹”的小小疾病折腾得不说是死去活来，但也是痛苦不堪的了，我见到他时，已是他发病的第五天。

掀开格多尼的上衣，且不说约翰、米娜达等人吓得惊叫出声，就是我这个也算见多识广的老江湖也不由为眼前的景象倒吸一口凉气：只见格多尼从胸向腋下，渐又几乎蔓延到腰部一周，这些部位的皮肤上布满着绿豆粒大小的丘疹、水疱，集簇状排列，融合成一条带状分布。丘疹鲜红似血，而似点缀其中的水疱，有的张力很大，疱壁紧张发亮，隆隆鼓胀起澄清透明的水液，而另有一些水疱，则凹瘪混浊，四周围有红晕，部分已破溃糜烂，流淌着黏黏的黄水和淡淡的脓液，显得是那样的瘆人。

“教授，我知道带状疱疹是因为病毒感染的一种皮肤病，也采用了抗病毒和许多对症的药物，但这样治疗一直未见好转，丘疹和水疱好像还在继续向腰部一周发展和蔓延，我觉得这种条索状发展，就像一条长蛇行动一样，真正难以制止。从发病一开始，格多尼就叫疼痛难忍，我们知道这种疼痛肯定不是一般的了，因为格多尼是一个十分坚强的人呢，您看他现在痛得呻吟声都喑哑了啊！”虽说还不是翁婿的亲人关系，但还是看出约翰对格多尼怀有的真挚感情。“教授，您能用中医的方法救救我的爸爸吗，他真是太可怜了啊！”米娜达带着哭腔对我恳求道。

我看了一下格多尼的舌苔，质红苔黄且腻浊，又搭了一下他的脉象，其心、肝脉象弦紧带数，问之其胸闷烦躁，大便难解，真正的好一派热毒实症啊。看到我的自言自语，约翰紧盯着询问道：“我已经按照这种症情诊断，采用相应的针灸处方都没见效果，还能怎么治疗呢？”

我未及多做解释，只意味深长地看了约翰一眼，把叫米娜达拿来的大蒜捣烂，并和等量的白胡椒粉拌匀，先用一根火柴棒在格多尼两耳郭耳轮脚上的“膈”区，耳甲艇部的“肝”区，耳甲腔中心最凹陷处的“心”区，都竖直地按压出一条印痕，然后用胶布固定好在这些印痕区敷填的这种“蒜椒糊”。

紧接着，我又在针囊中取出一柄锐利的三棱针，对准格多尼肘窝和腘窝的浅静脉扎去，只见两道紫黑色的血线，突地喷出继而汩汩地流淌下来。我未顾及米娜达失声的尖叫，又拿起四个火罐，迅速拔在这些刺血部位，看着透明玻璃火罐强大负压吸出的越来越多的紫血，渐而又由于负压作用，吸起膨胀的肌肉又使得刺破的血管受到压迫而停止出血时，我又像摆弄十八般武艺一般，取出一只长柄，头部有状如莲蓬，集簇七枚不锈钢针的七星梅花针，在周围一众人等的惊讶注视下，沿着格多尼如长蛇般的丘疹、水疱，上下抖动腕部轻缓均匀地叩刺，直到患部的四周，又形成一道均匀的浅红色包围圈。

再又局部消毒了格多尼的患部破溃处，同时又下了清淡饮食、多喝淡盐水的医嘱后，我迫不及待地要求约翰带我去参观游览了朱丽叶城堡。相对我的盎然兴致，约翰虽在作陪，但是满腹心思可说是此时则完全溢于言表了：“教授，我应当怎样理解您今天的治疗呢？”

嗬，这小子还真会说话，这样迂回的问话，礼貌倒是礼貌，但是多少还是流露出了他对我治疗效果的疑虑呢。看来，我应该向他做一些解释了：“哦，约翰，以我对你中医知识的了解，我毫不怀疑你对格多尼现在热毒实证的病情的确诊，以及你所采用针灸处方的正确和针灸穴位选取的对症，我也相信，你只要继续以毫针针刺治疗，也将会取得治疗这个疾病的良好效果。但是，我今天没有继续采用你已经使用的针灸方法中的毫针刺法，而是另取了耳针、三棱针和梅花针三种方法的联合运用，这实际上是要你进一步见识一下，再进一步扩大一下你的中医针灸临床的思维。我知道，你对中国针灸这个庞大治疗体系已经有了比较全面的了解，但是，我观察了你和你的朋友们在运用针灸治疗的时候，往往还只是过于偏重了传统常用的毫针刺法，而忽视了其他种种的针刺方法，这倒是值得提醒你们的。要知道中国针灸在古代就有了‘九针’的概括，而经过几千年的沿革和发展，针刺的方法和种类是越来越多，就其后来发展的微针体系中，就有耳针、手针、足针、腕踝针、口针、鼻针等等数十种，这些方法产生于临床，理论却都是根源于经络系统，它们各有各的治疗适应范围，这就极大地扩大了针灸治疗的病种和临床疗效。所有这一切，单独使用对症的某一种针法，当然也都是可以取得很好临床效果的，但对于有些特殊的疾病，也可以联合运用。就比如说，今天我综合三种针法，来治疗格多尼的病情，也就像打仗一样，是在联合多兵种作战，目的就是要针对顽强的敌人，采取多方面的进攻和立体的打击一样。”

看着约翰恍然大悟、洗耳恭听迫切的样子，我就又继续讲下去：“对于格多尼这种带状疱疹，我们中医里对其有着许多形象的称谓，比如称其为‘缠腰火丹’‘蛇串疮’‘串腰龙’等等。从这些名称中，也确实可以看出，诚如你观察的那样，这种病症的发展，就像长蛇条状行走而多发于腰周，那么它的病因在中医里是没有‘病毒’这个说法，而是把它归纳成肝胆火盛及脾湿郁久，外感毒邪而发。当然，这些因素的形成是外在和内在多方面的，就这个疾病来说，应该不算危急，但它却有着剧烈疼痛的病势特点，中医以‘热毒’解释。而现代医学认识到，由于这种疱疹病毒有着亲神经的特点，常常潜伏在脊神经后根神经节或其他发病部位的神经细胞中，所以发病总是沿神经走向，呈条带状，并刺激感觉神经，造成灼热和强烈的刺痛、跳痛，往往叫患者难以忍受。”

“是啊，格多尼都痛得吃不消，可见确实严重得很。但是，教授，您能再解释一下您的治法特点吗？”我就知道好学的约翰会对这个问题的渴求，“我先采用的耳针形式，刚才敷贴操作是一个经验方法，就是用大蒜。中医传统性味的选择中，当然最好是紫皮的独头大蒜，这是因为这样的大蒜所谓的解毒功效更见力专劲猛，而白胡椒粉也具这样的特点，这两者的结合，在耳穴心、肝部位上产生的刺激，可以起到清肝热、泻心火的作用。而选用‘膈’区，以及在这些穴位上竖直压痕和敷贴，这就是我临床治疗这种病的经验了，我个人的体会中，尤其在‘膈’区的这种敷贴刺激，对于带状疱疹这种神经病毒的剧烈疼痛，确实是有着很好的止痛效果的。”

约翰忙不迭地记录着，不待他再往下急切地追问，我索性主动地说下去：“至于采用三棱针放血，我想你可能没有操作过，但是一定了解这种针法泻热解毒的良好作用；而再以梅花针在疱疹四周叩刺成包围圈状，这就更是一个临床经验了。形象地解释，我想你一定知道在大草原上，要阻止来势凶猛荒火的一个最好方法，那就是在荒火未到达之前，事先就主动把周围的易燃物清除，这样也就是一种未雨绸缪的预防措施了。当然，这样的完全比喻，不一定很贴切，但是就以上的三种方法相互为用，在治疗带状疱疹的过程中，临床上还真是就像我们中国成语‘如鼓应桴’的那样通俗的解释，只要你的鼓槌一敲在鼓上，鼓就会立马响应地发出响亮的声音，也就是说疗效确实显著的啊……”

看来我不用再多的解释了，以约翰的聪颖，我知道他是完全理解和信服了我对带状疱疹的经验治法的。果然，他一脸兴奋并迫不及待地叫出声来：“教授，我相信您的经验在格多尼身上的重复，也一定会给我带来好运的，不过，您可以让我以这样的治疗方法给格多尼复诊吗？”哈哈，这小子看来要用这种移花接木的方法，去邀好格多尼，而实现他的求婚计划呢。

确实也因为事多忙碌，再者对这种带状疱疹治疗效果的自信，兼之也很想给可怜的约翰创造一些机会，我进一步向约翰交代了复诊中应注意的事项，并再医嘱要提醒格多尼多喝淡盐水，以利大便畅通，起到一个通腑泻热的良好辅助功效后，我即带着对历史名城维罗纳参观感怀的满足，当天就返回了罗马。

从我离开维罗拉的第二天起，我几乎天天连续接到约翰报喜似

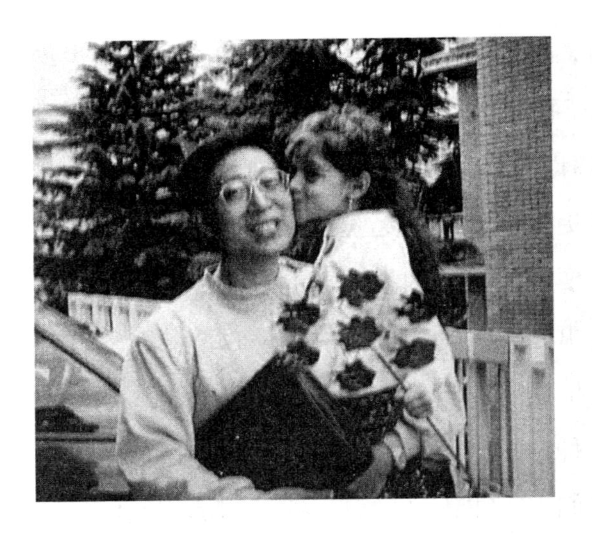

的电话，他一会惊诧地报告我格多尼自治疗后，疼痛立即明显减轻并渐渐消失；一会又兴奋地报告我，他又成功地帮格多尼用原法进行了操作治疗；一个星期后，在又听到他用自豪且有点得意的口吻向我报告，经过他的精心医治，格多尼身上的疱疹面积在缩小，颜色在逐渐地变淡且破溃在结痂而病情全面好转时，我禁不住也为之高兴的同时，心里突然觉得约翰将会有更大的喜讯告诉我呢！

果然，我再一次刚拿起话筒，立刻就感觉到约翰无比快乐的洋洋喜气："啊哈，尊敬的教授，今天向您报告的喜讯，不光是格多尼的病症已经基本痊愈，我更要向您报告的是，格多尼在我下午为他治疗时，对着米娜达郑重其事地说，通过这次患病的经历，他对中医充满着感激和敬意，如果她的终身将与从事中医事业的人相伴，他一定会尊重她的选择，并从现在起将毫无保留地同意和支持她。我和米娜达都注意到格多尼在讲这一番话的时候，曾对我报以了意味深长的亲昵微笑……教授，你知道我现在有多么的激动和高兴吗？我想，我真是比罗密欧与朱丽叶幸运，因为我得到伟大的中医帮助，已成功地度过了婚姻的难关，所以，我觉得应该马上就向您当面道谢，并要再次请您到饭馆吃饭。不过，您别担心，这次我不会光请您喝汤的了，因为这不是在您的家乡南京……”听约翰说到这里欢快的笑声，不由得使我一下记起了这个家伙去年到南京的一件趣事。

南京人的口头语，也就是本地特产的土话“喏”，这个字的解释最多的含义就是“这个”的意思，首次到南京的约翰什么都感兴趣，可这个方言刚被他学用，就在他请我和迪罗吃饭时闹出了笑话……那天，当我和迪罗终于止住谈话，饥肠辘辘地准备大吃一下的时候，只见餐桌上只上了一大盆素菜汤，看殷勤的约翰为我们又添满一碗的时候，我还在想，这个约翰还真会摆谱，到我们中国用餐，居然还要按照他们西方的规矩，叫服务员先上汤后上菜呢。可是左等右等都未见上其他菜的动静，终于沉不住气的迪罗问约翰，还点了些什么菜，约翰一脸得意地指着菜牌说，他点了很多的，叫来服务生询问，他却指着约翰说：“这位先生只点了这道汤啊！”

十分奇怪的情况下，约翰和服务生一同复述点菜的经过，却把我们大家都逗得乐不可支起来……原来，我和迪罗谈话时，摆出做东架势的约翰，大派地指着菜单上的许多道菜，一样的重复着他刚学到的南京话“喏”，看见服务生诧异眼光，约翰却又误认为服务生觉得他点的菜太多，于是，大手从菜单上一挥，对服务生说了一声：“OK”。

就这样，却不知就阴差阳错了，先是，约翰对着菜单那些菜说“喏，喏”的意思，是以南京方言的理解，在菜单上指点时，表达的是“这个，这个”，而服务生理解的是英文“no，no”，都不要！

直到他大手一挥，正好划过菜单上一道素菜汤，他所说的“ok”，也就当然被服务生理解为“就是这道汤，就这样可以了”。我想，当这个服务生离去上这道汤的时候，心情一定很复杂，可能还会鄙夷和暗笑：“这个洋人怎么这么小气”……真的，当时以我的理解，我真想为我这个黑兄弟抱屈和解释一下呢，其实约翰不光不小气，还特别的义气和憨厚待人的。记得和他首次相识和以后的一件也是请吃饭的事，留给我的将是永远都不能的忘怀……

那是我初次到西方，尽管意大利人自诩，可能世人也公认不错的意大利西餐，但这于我来说不光没有吸引力，相反常常情愿饿腹，这倒不是挑食犯傻，而是实在咽不下这些异国调制的食品。我这习惯了中国温热软熟饮食的胃肠，一旦吃了异国的饭菜，马上就会提出翻江倒海般的抗议。记得最清楚的尴尬，是一次饭后上课时，肚子胀气，怕有伤大雅，只好强制收紧“谷道”，可想而知的是，没有出路的情况下，这满腹怨气是何等的“愤怒”？按我们中医的专业术语形容，那就叫作“矢气频转、肠鸣如雷”了。

好不容易捱到课间休息，匆匆如厕归来，刚疲惫不堪地坐下闭眼歇息，只听得耳旁传来一声轻柔的问候：“不要紧吧？教授，我想您喝点红茶一定会舒服些的。”睁开眼，只见班上惟一的一个黑人学生约翰恭敬地端着一杯热茶，关切地站在我的面前……从此我就结交了这个外表粗犷、心细如丝的黑人兄弟。而以后的许多时候，憨厚的约翰处处关照着我。要简单而郑重说给大家听的是，一次在我距他所在近三百公里的一个小城市巡诊，当他得知我又因为

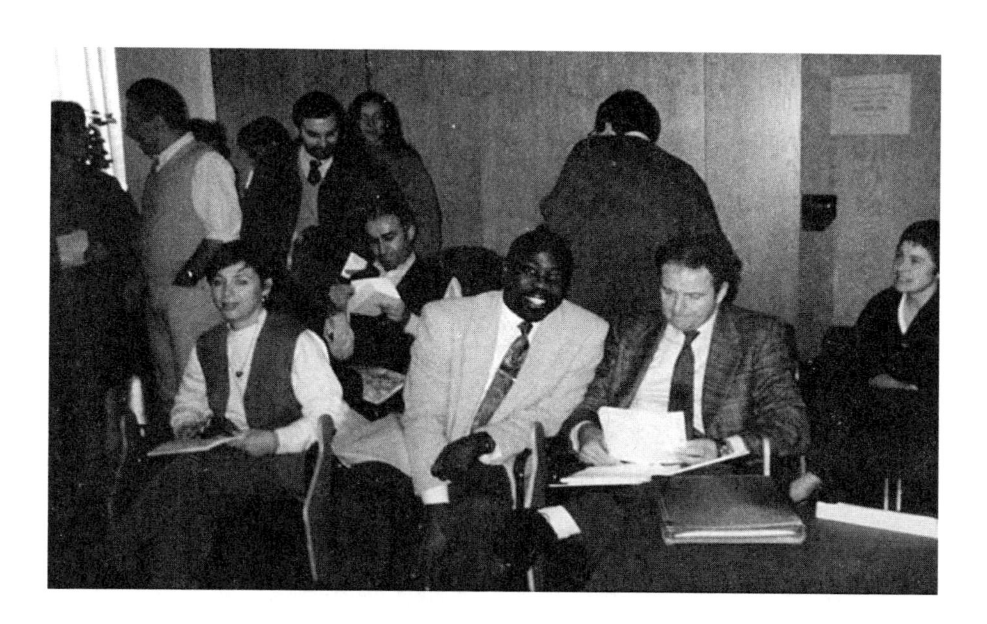

饮食不习惯，兼之该地正巧没有中国餐馆而“忍饥挨饿”时，你们大概也真不敢相信我这个忠心待人的黑人兄弟，是怎样用不到两个小时的时间，即驱车赶到了我的身旁，并载着我辗转许多地方，终于使我坐在他点了满满一桌佳肴的中国餐馆桌旁。

哦，我可爱的黑人兄弟，我可爱的约翰，当听到你痴心不改的爱情追求即将有所结果时，我真为你高兴。看来中医的伟大，不光是有着确实治病救人的良好效果，另外还无所不能地包括了“牵线良姻全凭天”的月下老人功德呢。那么在中医即将又要增加一个矢志不渝的海外传人时，欣喜中就让我再以中医的名誉由衷道声发自内心多重含义的祝福——祝贺你啊，约翰！

小贴士

带状疱疹

带状疱疹俗称“蜘蛛疮”，中医称为“缠腰火丹”。是由疱疹病毒感染所引起的一种皮肤病，本病毒感染了无免疫力的儿童，就会发生水痘，而感染了未患过水痘，或曾患过水痘而有部分免疫力的成人，则发生带状疱疹。当感染疱疹病毒后（多为隐性感染），病毒潜伏在脊髓后根神经节内或三叉神经节内，当机体免疫力低下时，如患某些传染病、恶性肿瘤，以及受到外伤时，病毒被激活，使已经受影响的神经节发炎，并沿神经传到皮肤，发生水泡，并出现疼痛等症状。本病终身免疫，极少复发。

对症治疗康复后还应从调节饮食，忌食肥甘厚味，防止湿热停聚；忌食辛辣之品，以防生热化火；调节精神，避免精神刺激，防止情志抑郁；加强作息调节，规律生活，增强抵抗力等方面善后，以防止疼痛后遗症的产生。

难忘的朋友们

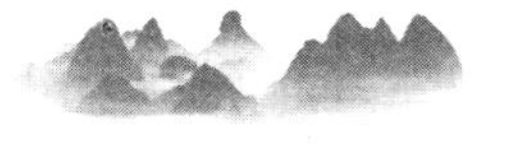

但也算是正好到了"留罐"的预定时间，我立即起掉了皮多克背、腰部所有的那些特殊的"火罐"，随即又在他脊椎左侧从颈至背到腰的肌肉丰厚处，涂上了一层玛姣随身带着的润肤油膏，拿起一个玻璃杯，像拔火罐那样闪火后，迅速用杯口紧贴其涂油部位，由上向下来回地拉动，只几下，立即显现出的一条连续的鲜红痕迹，映和着其右侧五个起罐后留下的紫红圆印，煞是怪异，似还有着点壮观……

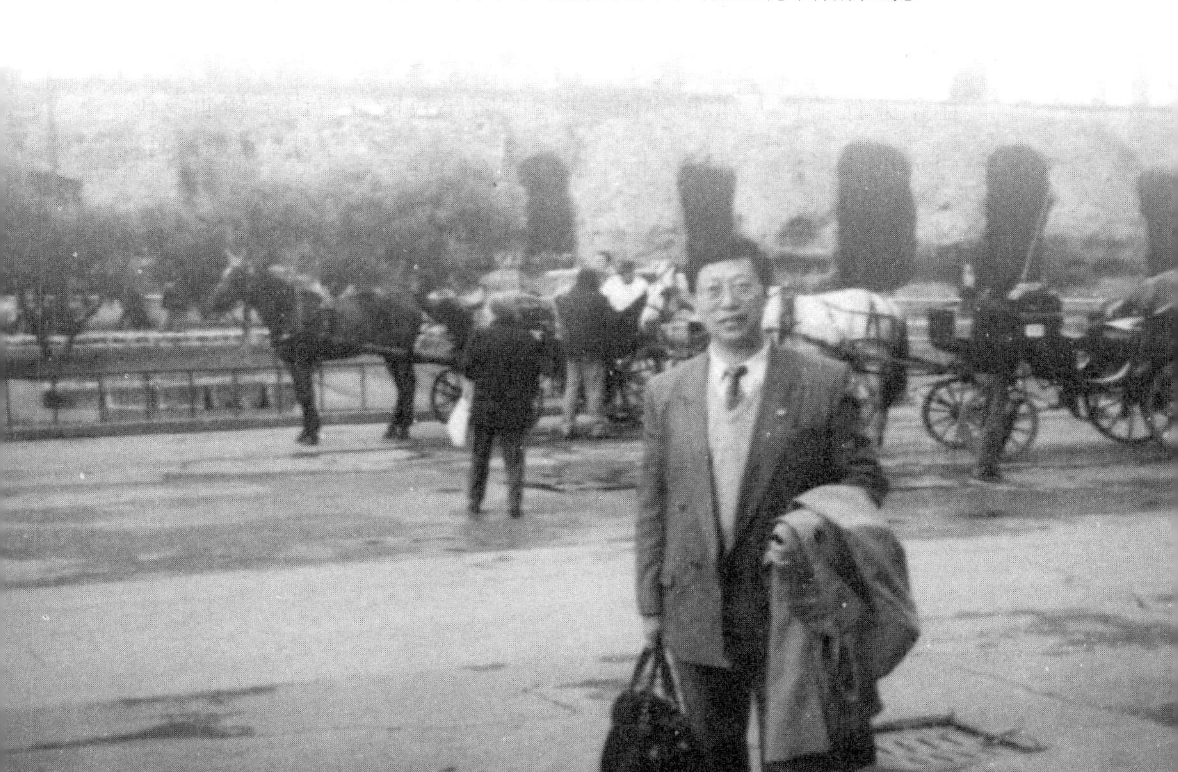

经过国际长途旅行的人都体会过“时差反应”，医学上解释这是人体“生物钟”由于经纬度的不同以及地域距离、生活环境等等的差异，造成人体一段时间内晨昏颠倒的改变，于是到达目的地后，就会有一种“倒时差”之说的调整过程，这就要像拨弄钟表快慢那样“改弦易张”才行。当然，时差反应和调整过程都是因人而异的，有些人的“生物钟”因过于敏感，稍有“风吹草动”，即会感到身体不适，或是那个“倒时差”的过程则需要许多时间。但有人的生物钟功能稳定，“时差”这类改变和调整都是自然而然，也许就是一过性感觉，很快也就会调节好。而我的生物钟不光是属稳定类的，更可能属于过分沉稳型，每次国外长途旅行归来，我都是在和家人其乐融融共进一餐后，倒头便睡，一觉醒来，万事大吉，立即便可投入到工作中。

可是，这次从罗马飞回来，我却一反常态的难于入眠和平静，那个“生物钟”好像是处于一种紊乱和难于调整的状态，起因却是由于一首歌。

由于兼任着意大利江苏中医学校的客座教授，更由于和迪罗校长是过硬的铁哥们，所以，推不脱他的盛情邀请，不管其他事务再忙，每年都得到他的学校，也就是意大利去一次。算起来，这一次应该是第七次了。这次两个多月的讲学和医疗工作还是和以往一样的圆满，也和以往一样，工作一结束，我就带着“长安虽好，不是久恋之家”的感觉，匆忙辗转近二十个小时的长途跋涉返程了。哦，回到家的感觉真好。

温馨的家宴刚一结束，酒足饭饱的我，又和以往一样，微醺中有点睡意，刚往卧室挪动脚步，蓦然间，一直播送着音乐的收音机突然传出的一曲雄浑高亢的歌声，紧紧的定住了我的脚步：“……啊，朋友啊，朋友，你可曾想起了我，如果你正享受着幸福，请你忘记我；朋友啊，朋友，你可曾想起了我，如果你正承受不幸，请你告诉我；啊，朋友啊，朋友，你可曾想起了我，如果你正驶向幸福的彼岸，请你忘记我……”哦，我听出来，这是当时红极一时的那位国内著名摇滚乐歌手演唱的那首脍炙人口的《朋友》啊。

或许是代沟的原因，以往我对摇滚乐并不十分感兴趣，甚至还对这种音乐形式有着“音调亢奋，节奏强烈，乐句简单重复”的个人看法。这首《朋友》歌也曾多次的听见过，甚至还从电视画面上看到过这个苍莽大汉声嘶力竭的喧哗，除了欣赏这个歌手敬业的“不遗余力”外，每次我都付之一笑。

可是，此刻，摇滚乐振聋发聩沉雷般的混合音响，歌手发自丹田撕金裂帛似的反复咏哦，汇合成一股巨大的冲击力量，隆隆地撞击着我的心房……这声浪中我似乎体验到一种撼人心魄的真诚，而这简单歌词的反复中，我更体味出一种对朋友发自肺腑的怀念和祝福……是啊，朋友！我难忘的朋友们啊！两天前在意大利临行前的聚会一幕，一下被这感人的歌声蓦地牵扯到眼前……

聚会是在拉奎拉最好的弗来地宾馆最高的五楼餐厅举行的。每次我来意大利，都是以拉奎拉这个距罗马三百余公里，虽小但很为古老的山城为根据地。这不光因为这里是迪罗的家乡，按照迪罗自我骄傲的说法，这里还是意大利中医的发祥地呢。因为多年来迪罗和我的母校合作，成功地在这里举办过各类中医的学习班，可以说，从这里走出了许许多多高鼻子、蓝眼睛的洋中医，而这些洋中医们又似星星火种一样遍布意大利各地，把意大利的中医形势拨弄得有如燎原之势。我很理解迪罗这种自豪，甚至还调侃地附和他就是“意大利中医之父”了，说得迪罗嘴上虽是谦虚着，但脸上每次都漾出发自心底的快乐。

弗来地宾馆其实不大，两百多张床位，但在这个小山城却是宾馆业最大的规模；而它最高也就是五层楼的高度，可因为它是建筑在这个小山城的一个山坡上，所以它就又是这个城市的最高

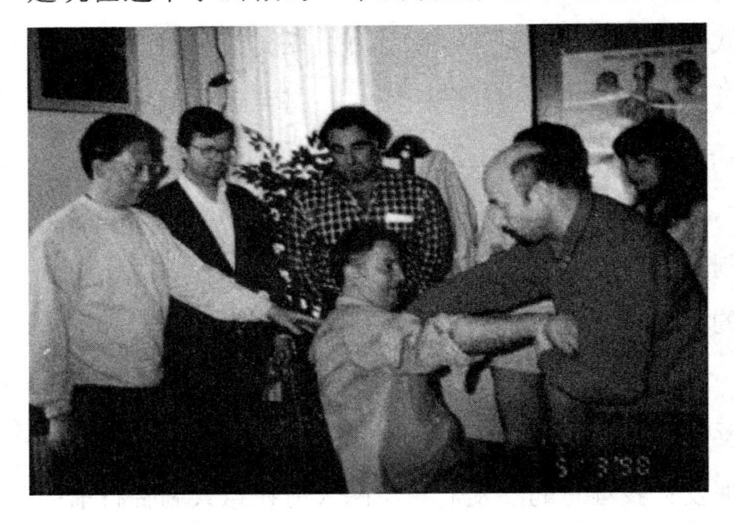

建筑了。当然，弗来地宾馆种种特点中，主要的还是它内部装帧的典雅舒适，而最重要的则更是它优秀的，也是我们国内目前最时髦的说法，就是它有着处处为客人着想的“人性化”服务，再有的，就是这个宾馆的餐饮据说也是这个小山城的“首屈一指”。因此，这样的许多优势造就了弗来地宾馆在拉奎拉市的特殊地位，使它不光是到拉奎拉旅游观光客们的首选入住所，也更是拉奎拉市政府招待重要客人的下榻地。所以，这个旅馆门前矗立着多根高高的旗杆，一旦国际上有重要的事件发生或是

有重要的外国客人入住，拉奎拉的各个角度都可以看到这里升起和飘扬的各国国旗。

中国有一句常说的俗话，叫作“少年得志乱癫狂”，这句话不难从字面上理解的含义，用在弗来地宾馆老板皮多克的身上，可能并不能完全适合。但是，细细观察起来，也还是有点形象。这个皮多克三十多岁，从其父亲手上接手了这个家族世袭的优秀产业，可想而知他的踌躇满志。我到拉奎拉的历次讲学，都由迪罗安排在这个宾馆，许多次见到过这个挺胸腆肚的胖子。虽然觉得他也有着礼貌待客的文明人举止，但仔细观察中，还是从其眉梢眼角和言语寒暄中感觉到了他的傲气和对中医的怀疑态度。我知道，“林子大了，什么鸟儿都有”，走的地方多了，已经有点习惯原谅皮多克这类洋人对中医了解的肤浅，倒反而是迪罗和约翰、玛姣、马可等这些老学员们对皮多克似乎对中医的成见有着许多的不忿和看不下去呢。

也许就叫作“人无前后眼，山不转水转”吧，也就那么凑巧，在一个紧要关头，皮多克由宾馆的 waiter 西卡带到了我正在演讲的课堂，众目睽睽下，皮多克一改往日的神气，愁眉苦脸地站在我的面前。

原来，意大利国家的几个政要来到拉奎拉视察，这天中午，市政府将要在弗来地宾馆招待这些权贵，对于这类事，皮多克是不敢怠慢的。虽是早早的到了现场进行调度、布置，但令他十分沮丧的是，他从早上起床时，即感到了头颈部的不适，而且越来越加疼痛，现在就是咬着牙，似乎也有难以坚持的感觉。在宾馆大堂服务的西卡因为经常看到我在宾馆上临床医疗课时，所示教患者的优秀疗效，因此，他便向皮多克建议，看我这个中国医生是否能有立竿见影的治疗方法。

不用皮多克多说，我观察一下，就知道他是“落枕”了。现代医学认为，这种病症的发生，或是由于体质虚弱，或是由于劳累过度和睡眠时枕头高低不适、躺卧姿势不良等因素，使一侧颈部肌肉在较长时间内处于过度伸展的紧张状态，以致发生痉挛，甚而因此强力牵掣，导致颈部椎体关节功能紊乱或者错位而突然起病。而我们中医则认为，这是体内正气虚弱或是一时性的气血逆乱，兼之夜卧颈部当风受寒，气血凝滞，经络痹阻而造成了“筋转”或是“椎骨错缝”。这种病症常见症状是：多以起床后发现颈项部一侧肌肉紧张、痉挛、僵硬、头转动不利，动则疼痛加剧，尤以向患侧旋转更为明显，严重者疼痛可牵引至肩背部，患者头向患侧偏斜。

皮多克落枕显然是严重的，他那种“咬牙切齿”痛苦面部所表现出的复杂表情，以及他那颗肥硕的大头必须随着身体才能转动的滑稽动作，叫人看着真正有点忍俊不禁呢。

无须多讲了，尽管此时我正在紧张的给学员们做这次讲学的最后一堂有关“气功”的讲座，但是皮多克找上门来看急诊，还是救急要紧啊，更何况他又有那么重要的工作呢。再者说了，不要看我平时表面上表现的那样平静，甚至还制止过老学员们对皮多克的忿忿，但是，我内心的深处还真有一种悻悻想法：“哼，你皮多克神气什么，说不定哪天你有什么病犯在我的手上才好呢！”嘿嘿，你瞧，这不是机会来了吗？看着前倨后恭，现在痛苦地向左歪着头，又挂着一脸恳求样的皮多克，再看看一屋子望着我一举一动的洋弟子们，不知怎地，一股豪气油然而生，脑海中居然还牵强附会地突然蹦出："问天下头颅几许？看老夫手段如何！"的那幅著名对联来。

也不是故意卖弄，确实此际我已经收拾起了所有的治疗器具，另外，也是为了不耽误讲课的时间，所以，我立即叫西卡在吧台上拿来五个肚大口小的玻璃杯，选取趴在一旁诊疗台上皮多克的脊椎右侧穴位（椎旁两侧都有相同的同名经穴），也就是按照"中医行话"说，是第三胸椎棘突下旁开 1.5 寸的肺俞、第五的心俞、第九的肝俞、第十一的脾俞和第二腰椎棘突下旁开 1.5 寸处的肾俞穴，依次用闪火法，以杯子替代，拔了一排透明晶亮的"火罐"，并嘱咐皮多克"留罐"躺在那里二十分钟别动。

然后，又先且不顾洋学生们疑惑、询问的目光，接着刚才气功有关的话题继续往下讲："……气功锻炼三大要素的'调形'就是做不同功法时所需采取的不同动作；'调息'就是在气功过程中根据功法需要，所采取的自然、停闭、腹式、提肛等各种不同的呼吸方法；而'调心'通俗地说，就是调节人体的意念，保持注意力的高度集中，某种意义上来讲，调身、调息都是为了调心。这是因为'心'在中医学中就包括了大脑的功能。现代科学认识到，思维净化、意念专一，脑细胞才能得到休息和调整，那么，这种气功三要素结合时所进入的气功中叫作'入静'的境界时，大脑皮层即处于一种有序化程度很高的良好功能状态，长此以往的如是练习，人体储能增加，从而全身的组织、器官、系统的功能就会调整到最佳程度，那么，人体即会处于一种生命精力旺盛的健康之中。”

“啊，教授，照您这样说，只要按照这样三个要素去做，是不是练了气功，身体健康到了一定的程度，就可以产生许多人所讲的那些特异功能了呢？”又是那个好提问题的约翰声音。“哦，我早就知道即使约翰不抢先，大家也会提出这个问题的！”看着一脸得意神色的约翰，我继续说下去：“其实，关于特异功能问题，是可以这样解释的，就是人体复杂精妙，它存在着芸芸众生所未能表现出的许多潜在的功能，一般情况下，这些功能很难表现出来，但在一些特殊场合和特定的环境中，它就会爆发体现出来。”

说到这里，我仔细地向这些全神贯注的洋弟子们讲述了我国唐朝诗人卢纶那首“林暗草惊风，将军夜引弓。平明寻白羽，没在石棱中”的著名诗句所描述的故事：“我们中国汉代有一个神射的李广将军，传说在一次在边疆防地夜间巡逻时，一阵令人怵然的飒飒寒风中，他仿佛看见一只凶猛的老虎迎面扑来，惊得他一身冷汗，情急中，他骤然弯弓射出一箭。等到天亮时，他再去原处勘察，却发现夜间所射的并不是什么老虎，而是被他神箭洞穿了的一块坚硬的巨石。据说李广在自笑虚惊一场时，也对自己穿石的力量有所怀疑，待再试射一箭，却见巨石岿然不动。这前后两箭的不同结果，到底是什么原因呢？先不说这位被称为‘飞将军’的李广可能一直揣上了这千古疑问，在座的哪位能说明这两箭不同结果的原因呢？”

“教授，那位李将军的第一箭是在紧急状态下，人体的肾上腺素大量分泌，使得肌肉紧张，力量就会增大的原因吧？”我很赞赏大胡子迪罗从现代医学的知识来做的解释，就接着他的话题往下说：“确实，这种解释是很有科学道理的，我们就先假设只是这一种原因吧。但是，为什么李将军的第二箭就不能洞穿巨石呢？也就是射第二箭时，李将军体内肾上腺素为什么不能大量分泌呢？这说明在万物之灵的人类机体中，所蕴藏的诸如那种洞穿巨石的力量和能力也并不是能随心所欲地调动和发挥的。人体就像拥有贮以无尽宝藏的房间，但未能找到合适开锁的钥匙一样，对于体内的巨大潜能，人们亦未能掌握随意调动其的技巧和关键。似飞将军李广那样偶然的力穿巨石和许多人也会偶然中产生的一些不可重复的‘特异’现象，这就恰似在偶然中碰到‘机关’‘暗号’似的一种巧合而已。”

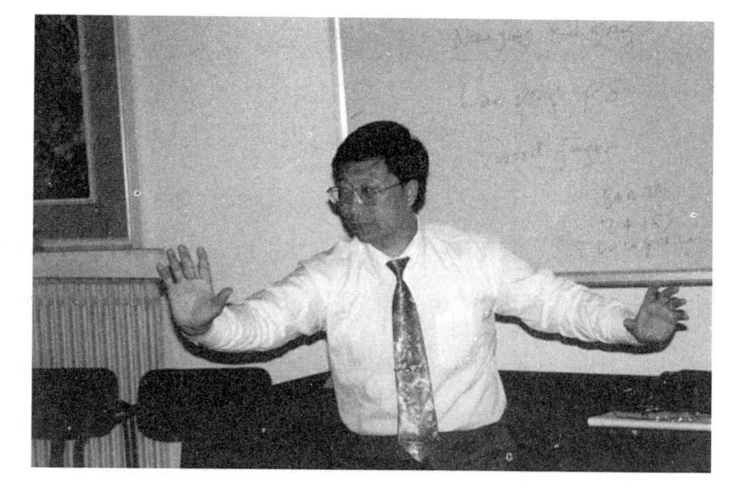

“那么，怎样才能随心所欲地调动和发挥机体的各种能力呢？”又是约翰迫不及待地发问。“随着人体科学的发展和探索，气功锻炼被认为是解开人体奥秘的钥匙和对人体潜能开发最具前景的方法。练功时通过调形、调息、调心达到全身放松，而这样的意气结合又使得精神内守，任何杂念都会消失，就可以进入一种‘一念代万念’的专一境界，此时体内真气循经络运行畅达，气血转化迅速而神思灵敏，这样神思所到，便可产生平常不可思议的功能。从现代科学角度来看，高度入静时，大脑机能处于高度的同步状态，这样不仅使大脑皮层功能得到调整，信息传导愈为迅速，此时就会使平常自身较难或不能感知的体内微弱信号放大并呈现出来，传递给中枢，从而发挥意识下的自我调节作用，激发和诱导出体内某种特殊的功能来……”

“教授，您什么时候开始教练我们气功方法呢？”这次不光是约翰一个人的声音了，而是整个课堂上的异口同声……“请不要忘记我啊，我也要参加学习的！”一个粗犷的声音也从一旁急切地传了过来，我和大家都转侧看去，哦，惭愧，我差点把躺在那里的皮多克给忘了……

但也算是正好到了“留罐”的预定时间，我立即起掉了皮多克背、腰部所有的那些特殊的“火罐”，随即又在他脊椎左侧从颈至背到腰的肌肉丰厚处，涂上了一层玛姣随身带着的润肤油膏，拿起一个玻璃杯，像拔火罐那样闪火后，迅速用杯口紧贴其涂油部位，由上向下来回地拉动，只几下，立即显现出了一条连续的鲜红痕迹，映和着其右侧五个起罐后留下的紫红圆印，煞是怪异，似还有着点壮观。

待皮多克起身正做在凳子上，我未作声响，平心静气中，用双手掌平放在他的肩正中的两个肩井穴上。在众多洋弟子注视下，片刻后，我又一手托住皮多克的下颌，另一手把握住他的头顶，左右和缓地轻轻摇动几下，在其头部处在正常直立平视体位时，双手相错，将其下颌向左，稍稍骤然发力，只听得从皮多克颈椎处，发出

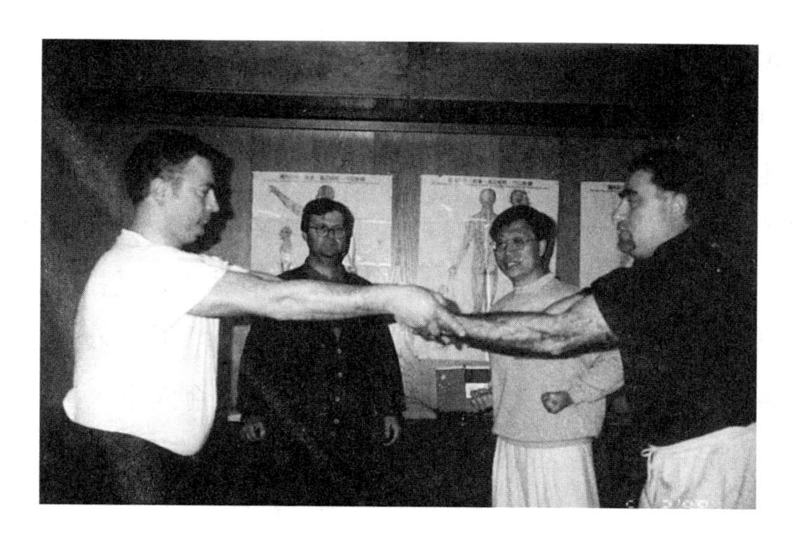

一声清脆的‘喀喀’响声。

从做“拉罐”到扳动颈椎，我的治疗也就几分钟时间，在我说“好了”声中，站起身来的皮多克，一边“拨浪鼓”似的转动起他那原先歪着的硕大头颅，一边满脸信服和虔诚地喃喃自语着：“啊，中医真是神奇，教授，您的治病方法这样的信手和随意，这真是了不起。我刚才听您讲了气功的道理，我想您一定是有气功的特别功能的吧，尤其您刚才把双手放在我肩上时，我真的感到了一阵阵很舒服的热气在身体上传来传去呢。”

嘀嘀，看来伟大的中医又折服了一个高傲的大鼻子，教室里众多学员对我治疗成功报以的热烈掌声，还真使我有点陶醉在那种“……万马军中取上将首级，于我譬犹探囊取物耳！”的大将军气度之中，就差脱口而出：“有谁再放马过来纳首？”了呢。

“教授，能简单解释一下您的治疗方法吗？”迪罗不失时机地递过一个让我继续“自鸣得意”的话题。“哦，是这样的，皮多克先生病名通俗的就叫作‘落枕’。中医认为这是脏腑功能失调，经络气血不通的缘故，治疗这种急症方法是很多的，皮多克说我的‘信手随意’里，也还是要严格遵从着中医治疗道理的。首先，我采取的是中医的‘拔罐’法，肚大口小的杯子可以产生很大的负压，这就可以代替火罐的作用了。其实，不管拔罐还是拉罐，都可以选用其中一种方法，同时在脊柱两侧同样操作。但是我的临床经验，先这样在一侧肺、心、肝、脾、肾五脏的俞穴上‘拔罐’刺激，再在另一侧串连这些俞穴的膀胱经上做‘拉罐’刺激，这都既是有‘背俞穴治内脏病’的道理；另外，这样的分别‘先拔后拉’更可以起到先调脏腑、再通经络的双重作用，打个不恰当的比喻，这就像吃你们美味的‘意大利披萨’饼，吃一个一种馅料的可以饱腹，可是品尝两个虽小一点但是两种馅料的，那岂不是效果更好了吗！”

教室里一片哄笑声中，漂亮的玛姣姑娘也兴奋地接口说：“教授形容的是味觉，但是这两种治疗方法在皮多克先生身上还显示出很好的视觉感呢！”“什么视觉感？”憨直的安东尼一脸认真地问，“哦，你们看，一侧圆圆的火罐印，是不是像太阳，另一侧长长的红色是不是像彩虹，这景像多叫人有‘长虹落日’的联想啊。”“啊，玛姣说的真形象！”……

大家的七嘴八舌中，我也笑着接着解释：“拔罐和拉罐后，皮多克先生体内逆乱的气血得到了调整，这个时候他紧张痉挛的颈部肌肉就会松弛，那么底下我做的就是颈椎的调整和复位手法。至于皮多克先生问我是不是也有什么气功的特殊功能，这倒不至于，只是像各行各业一样，做得多了，熟能生巧，而在巧的过程中，就会给人一种意外的能力。在中国话里形容能力的大小，通俗的就是常用武术和气功中专用术语‘功夫’来概括的，其实功夫的深浅，就是时间和技巧的结合呢！那么，我今天信手随意的治疗，和皮多克感到我的手放在他身上时的热气感觉，所有这些，这也可以说是我长时间从事医疗实践‘功夫’的表现呢！”

看着教室里活泼的气氛，皮多克这时则一脸真诚地对着大家说：“啊，听了教授的讲课，我也明白了许多知识。真的，我要把对中医的亲身感受告诉我的朋友们，也包括今天中午将要来到弗来

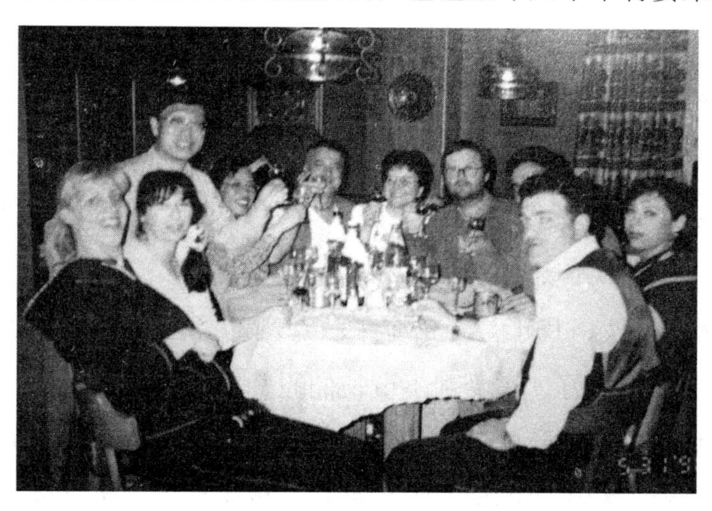

地的贵宾们，同时，我也衷心地祝贺在座的我的同胞们，你们明智地选择了一个远景辉煌、能赚大钱的事业，同时也幸运地寻求到了教授这样的好老师！为了表示我的诚意，我衷心地希望你们今晚将要举行欢送教授的 party 能够改在我们弗来地的餐厅举行，而因此所有的费用，就将算是我今天的治疗费和预约缴纳明年向教授学习

气功的学费吧！”……轰的一声，教室里又响起了欢快的笑声，这个皮多克，还真不吃亏，今天请客做了好人，又从今后的学习中捞了回去，真是一个世袭做商人的料子……

拉奎拉山城的傍晚是美丽的，夕阳的嫣红渐渐溶入冉冉渐浓的暮霭，这红黑相洇而现出的淡紫、深褐色泽，在金黄中潜移默化出的种种绚丽，叫手举酒杯站在弗来地宾馆餐厅落地窗前的我和一众洋弟子们神往不已。而就在我们为大自然的美景陶醉啧啧连声时，突然听得旁边玛姣和约翰的连声欢叫：“啊，看啦，教授请您往这边看……”我和大家随声转过头去：哦，弗来地宾馆门前一溜排开的旗杆上，随着山区荡起的晚风，在猎猎飘扬众多旗帜的中央，一面五星红旗大气磅礴地傲然舒卷着，啊，我可爱的中华……

当身着出席正式场合西装革履的皮多克手举酒杯来到我身边敬酒时，我对这个胖家伙的友善有了十分的好感：“hello，皮多克，你今天中午的工作还成功吗？”

“啊，教授，我正是为这个来敬您酒的。由于您的帮助，我中午工作安排得很好，还受到了市长们的赞赏。当我把我今天早晨的遭遇和您的手到病除告诉他们后，他们由衷敬佩之余，还叫我升旗向您表达对您和中医的敬意呢！可是，我现在还迫切地想知道，您上午在课堂上所说的气功的特殊功能，我能练习出来吗？”

哈哈，这家伙怎么还想着这个问题呢！笑声中，我开玩笑地向皮多克和渐渐聚集在我身边的洋弟子们，讲述了中国古代，有个崂山道人一心就想修炼逾墙过户，掠财取物的功夫，结果头撞南墙的故事。说到这里，看到皮多克和大家都会意地开心笑了，我就接着又说下去："当然，人体内存在着的各种潜在能力，并不是人人都可以通过气功锻炼激发出来的，即使具有这种功能者，也并非完全通过气功的诱导可以产生，须知人体的个体差异有别，机体内环境和所处的外界环境的因素也不尽相同，这些都是对身体特殊功能的产生有着重大影响。但以气功的方法探索自我，以使人类身体健康，具有更加完善、强大的能力，这毕竟还是一个令人神往和值得努力追求的方向啊。"

那个快乐的夜晚，我和这些洋弟子们，不，也是友好和可爱的朋友们，就中医的许多问题谈了许久许久；那个欢乐的中医之夜，我们为以中医为纽带而结成的友谊干了一杯又一杯！结束的时候，迪罗带头用意大利语唱起了一首据说也是描述友谊的歌曲，一唱众和，玛姣、约翰、马可、安东尼……皮多克，就连正在当班的西卡也挤进到那欢腾忘我中……

现在，就因为这首"朋友歌"回肠荡气的一声吼，当时的情景啊，真正是历历在目，音犹在耳，使我一下激奋起来的同时，亦陷入深深的怀念，不由自主中，我从小声吟哦，渐而在妻儿的惊诧中大声喷薄而出："朋友啊，朋友，你可曾想起了我，如果你正享受着幸福，请你忘记我……如果你正承受着不幸，请你告诉我……啊，朋友啊，朋友……"

啊，难忘的朋友们啊，你们可听见了我的歌声？啊，难忘的朋友们啊，你们可体味出了我歌声中的思念和激情……

小贴士

落 枕

中医所谓的落枕或失枕，原意是指睡眠时头离开了枕头而引起的颈背部疼痛和颈部活动障碍。较多的落枕患者是由于睡眠姿势不良，枕头过高或过低，枕头软硬程度不当而引发的此病。当颈椎长时间处于过度偏转、过屈或过伸的固定位置时，颈部一侧的肌群就会处于过度伸展状态而导致其痉挛。如果此时颈背部再受风寒侵袭，则更容易造成颈背部气血凝滞，经络痹阻，使局部肌肉软组织僵硬不和而活动欠利。西医将这一颈部痉挛、强直、疼痛所致的头颈部转动失灵、活动障碍为主要症状的疾病，称为斜方肌综合征或颈肩背部急性纤维组织炎。

本病起病较急，但因为是单纯的肌肉痉挛，故较易恢复，轻者可3～5日内自愈；重者则有可能延续数周不愈，有的反复发作，甚至发展为颈椎病。因此，为了避免落枕的反复发作，日常生活活动中要对不良姿势、固定体位动作等加以调整，同时，也应避免颈部的慢性劳损和突然的扭伤等。尤其值得提醒的是睡眠时枕头中央应略凹进，高度12～16厘米为好，颈部应枕在枕头上，不能悬空，使头部保持略后仰。习惯侧卧位者，应将使枕头与肩同高。睡觉时，不要躺着看书，也不要长时间将双手放在头上方，这样即可有效地防止落枕病症的发生和发展。

后记

再写这本小书后记时，心情仍还是不平静……我的行医生涯中，有一大段作为中医走向世界的传播者于诸多国家讲学和治疗的经历，好友们都称道这是我人生乐章中一大段华美鸣奏，都极力鼓动我以应和促进社会健康宗旨的主旋律，唱出它的美好并渲染而广为人知……深刻省悟中，十分领会到我的这些具有正直良知好友们对社会具有的高度责任感，于是，近十年前，我着笔写下了这本取名为《中医走天下》的散文体中医医话……

我的专业特长是中医，中医是我们祖国的国粹之一。在我们伟大祖国几千年文明进化的过程中，中医以它瑰宝独具的熠熠神采，为我们中华民族的繁衍昌盛做出了不可磨灭的贡献。历史进程到了今天，世界的认知也就更加明晰，这就是：一切美好的，都是全人类的。那么，我们伟大的祖国医学，也要展示于世界舞台，更要服务于全人类。

有幸成为祖国医学在世界范围的传播者，曾经过往的二十年间，我以中医的身份数十次出访过许多国家，和我广大同行协力教出了许多洋中医的同时，更医治了许多的洋患者。当得到国外众多医患人等异口同声的称赞，尤其是也看到过因为中国医学，而高高升起在异域他乡的五星红旗，心情激动也毫不亚于称雄世界竞技场上的一干健儿……

回想撰文起始，我即反复自忖过，我所要着笔的于社会来讲并不是什么振聋发聩的重大题材，但想想即使是微小，而作为一本公开出版的读物，它也还应肩负着一定的社会责任。所以，我给自己定下的写作宗旨有三：其一，要以中医为中心，体现中医的生命力和作为国粹的精彩，让国人更为之自豪而促使它更加名扬世界；其二，文章撷取素材，要能体现中医理论的博大精深和治疗方法的多样化，要让世人感慨的“人之所病，病疾多”而共勉我的同道们，进而深思“医之所病，病道少”。就是作为一个医生来说，更要谨记对于世人忧患的众多疾病，应该努力掌握和采用钻研对症的更多方法；其三，我真切的希望在所撰文中一定要表达出美好的情意，这不光是景物的描写，更重要的是要表现在积极向上的精神层面。即在于此思想指导落笔20余病种治疗的表述中，于中医理论我采取了深入浅出的表述，于医治方法，我选择涉及中药的内服外用、推拿并正骨点穴、气功和运动养生，以及小儿推拿、火酒排打等多种方法，尤其是针灸，不光涉及体针的选穴配伍、行针手法，更还介绍了其他诸如耳针、腕踝针、头皮针、围针种种，这无疑是对中医的广博也还做了“九牛一毛”的展示……另外，即在根据指导思想的另一方面，也在文章医话故事的讲述中，介绍了各国人民对于中医的欢迎和友好，涉及对于人类共同追求于和平的热爱、民族的平等、环保的认识、旅居海外华人的爱国情结，以及中西文化、饮食等等的差异、趣闻种种……总之，书稿当初写成并问世社会后，得到的积极反响回馈，使我欣慰感觉到实现了撰文的初衷，而至今承蒙中国中医药出版社又将改版重出，这就更使我由衷感到喜悦和庆幸，我知道这都是对我文章中表现出现今时髦说法“正能量”体现的认可和对我今后再行工作或是“续写习作”的一种莫大的鼓励和鞭策！

再次重版的《中医走天下》，感谢西泠印社理事、著名书法家朱妙根先生题写书名。更劳文化宿儒张昌华先生还为此作序，先生于我写作采用的散文体裁，给予了莫大的指教和赞誉，致谢之际，也体会到先生于我等共勉光大中国文化鼓励的殷切用意，我深以为然并愿和各界同道们深究并努力！

至于昌华先生序中再次提及盼我续作，于此很是令我汗颜抱愧。其实，从此书问世，即多有读者鼓励催促再有续篇，而我却动作迟迟，反省实在是当报以深深歉意！……感此作为鞭策，即当奋力拙笔，再不揣才陋，唯以可取之处，还把自己亲身经历，所闻所见，有感而发，以及知识范围所感觉到的健康美好因素，通过综合的文字再次进行铺陈，确实真诚地希望能够满足不同层次和不同要求的读者，或促生对中医的兴趣和支持，抑或是增添茶余饭后的一些消遣喜好。当然，更希望三句不离本行地向大家表达出：振兴中医，爱我中华！

金宏柱

2017 年 4 月 24 日于南京颐然斋